JN198519

病名がなくてもできること 診断名のない3つのフェーズ

最初の最初すぎて診断名がない

あとがなさすぎて診断名がない

不明・不定すぎて診断名がない

國松淳和

医療法人社団永生会南多摩病院総合内科・膠原病内科

中外医学社

Chapter 2

「あとがない」のに診断名がない　　97

目　次

だ人には合わないからだ．自分の考えや感覚と違う文章を読むと不快になるものだ．でも本当はその不快はそうではなくて，読者自身が何か別のどうでもいいルールや観念に囚われているせいかもしれない．あるいは読者がまだ知らないことと遭遇しているのかもしれない．診断名がわからなくても前に進む方法についてたくさん書いてみたつもりである．

　私が散りばめた「刺激」が，不快となるか興奮となるかは，読んでみないとわからないはずだが，鬱陶しいし自分勝手なことを考えているなと思われるのを承知で本書を書いたということだけはここで述べておくとしよう．

　最後にこのような scandalous（？）な書籍の執筆機会を与えてくれた，中外医学社の桂さんに御礼申し上げたい（何度も八王子までお疲れ様でした）．実は桂さんからこういう本にしましょうと煽られたというのは，広範囲に内緒である．

2019 年 3 月
医療法人社団永生会南多摩病院　総合内科・膠原病内科

國松　淳和

他の選択肢はなかったかなどについてディスカッションが行われたりする．しかしその思考プロセス自体の質は良かったか，着想～思考やプラン立案における迅速性はどうだったか，といったことは話し合われない．また，直感，雰囲気の察知，gut feeling のようなことも話し合われることがないし（snap shot 的な事例を特集した書籍や臨床写真の披露会などはあるが，どちらかと言えばやはり結論部分に焦点が当たる），流れる診療のなかで賢く時間を使えたか（なるべく切り詰めて，難しくわかりにくいことに時間を割けたか）という視点での振り返りもない．そして何より，診療全体のクオリティコントロールという観点での検討がない．つまり，その診断とやらはかっこ良くできたかもしれないが，肝心の患者が納得していないとか，治療の段になって悪影響が出るとか，最悪なことでは（診断に時間がかかりすぎて）患者の予後が悪くなってしまったとか，そういうことに陽が当たらないのだ．これを私は問題視したい．診療の一連の流れのなかの，何か特定の事柄に関心が集まってしまっている．全体の balancing を質高く行おうという標語はなかなか挙がらないことが問題だと考える．

　そこで私は，このような初期衝動と現状への疑問から，アンチテーゼを立ててみることにした．そのときに考えたのが，「仮想敵国」的な概念的対象とそのスローガンである．以下にそれを示してみる．

- カンファレンスの場で饒舌さと際立つ才を発揮する "カンファレンス巧者"
- "診断推論専門医"
- 病名確定への執拗なこだわり
- クイズに夢中で患者が悪化

　こうした事柄に対立するアンチテーゼを立てたいと思ったのである．本来自由なはずの思考が，異端を許さないかのような "正義のテンプレート" によって，窮屈な空間に入れられてしまっている．そんな空間に風穴を開けたいと思った．

　脳内は自由だ．自分が最も楽で心地が良い思考や感覚が最善なはずだ．最初に私はこの本は読者にとって不快な本だと言った．それはきっと読ん

ず情報が入ってから振り返って感じ取れるものではない．時間は誰にも逆行できず，振り返りで知識や事実ベースの状況の整理はできても，"まだわからない"という落ち着きのなさがあるまま考えるというその場の空気までリアルに再現することは不可能である．そのときにしか醸し出されない雰囲気は独特で，ときには鬱屈したものがあって，（ケースカンファレンスなどとは違い）遡って作り直すようなことはできない．

　本書の構成は 3 つの章立てになっている．書名のサブタイトルにもなっているが，まだ診断名というものがないという状況の時間的フェーズを 3 つに切り出して構成した．すなわち「診断名がない」という局面を，『最初の最初』，『あとがない』，『不明・不定』の 3 つに分けた．この 3 つの状況に共通するのは"まだよくわかっていない"ということであるが，第 1 章は「まだほんの初期で十分情報がない」，第 2 章は「診断名を定められるほどの余裕がない（生命が逼迫している）」，第 3 章は「不明性が高く精査を尽くしたのに診断名が決められない」というものになっており，同じ「診断名がない」でも違いを出している．

　ここだけの話，本書の書名を考えるとき「診断推論」という語を入れるか検討した．しかし，いろいろ考えて削除した．これを考えるときに思い出したのが，今回の書籍執筆に至る"初期衝動"だった．それは，いつしか感じるようになっていた診断というものの「不自由さ」への懐疑だった．推論というのはその本質は確率の見積もりと運用のことであって，本来は直感から帰納的な徹底的検討までを広く包含しているはずである．しかし診断推論の指南の場というのは，どうも「慎重な問題のリストアップ・漏れのない検討」というものに寄った内容になっているのは否めない．時間的切迫感の軸が欠如している．こうしたことは，各医療機関あるいは院外での研究会などで行われる症例検討会，あるいは各種刊行物で垣間みられる．特に診断について検討する場合に，その検討方式がどれも似かよってしまっていると思うのである．
　こうした"テンプレート感"が私に窮屈な感覚を覚えさせた可能性がある．現行のカンファレンスでは，問題が解決したか，正しかったか，に焦点が当たりがちである．あるいは症例を振り返って，思考の過程において

巻 頭 言

この本は読者にとって不快な本である.

まず，この本は読者にやさしくない．ハウツー本・マニュアルのような
フレンドリーさがなく，図解も乏しく，文章に明解さもない．手取り足取
り教える本になっていない．当然資料集でもエビデンス集でもない．総説
集のような，包括性や網羅性などからもほど遠い．ただ私はこの本を，一
つの「表現」だと思って書いた．小説や歌や詩には映像がない．表現者は
一方的に文字や音を発し，それを受け取った者は自分自身の脳に映像を投
影する．言葉が映像を作っているのだ．

この本には親切な図説はないが，読んだ人の各自の頭に否応なしに刺激
が入るように意図的にしている．格好良く言えば，読者に行動変容を促し
たいということになるかもしれないが，私は別にそれを最上の目標にして
いない．書籍執筆という「表現」の場で，臨床の事柄について言い放ちた
かっただけだ．本書はそういう本である．

さてこの本は，臨床において「まだ何もわかっていない」という時点で
の頭の使い方について書いてある．まだわかっていない・情報がない時点
の状況や雰囲気というのは，わかったあと・情報が入ったあとでとはまっ
たく変わっている．情報が入れば入るだけ，まだ不明・不定だった時期の
場の様子は変わってきているのだ．「情報を得てから考える」というのは，
そういうことであって，情報があって「考える」のと情報がなくても考え
なくてはならないときの「考える」とでは，同じ「考える」でも頭の使い
方がまったく違うと思うのである．きっと脳のまったく違う場所を使って
いるに違いない．

情報がない，知識がない，根拠がない，拠り所がない，などというのは
不安を伴う．そのままでいると落ち着かない．だから多くの医師が，それ
が解消するまで慎重な態度を取りじっとしているのだ．"わからない"とい
う時点でのその場の雰囲気というのは，厳密にはそのときにしか感じ取れ

プロローグ

皮肉なことに，「診断理論」が先行している．

理論というのはある種の決然さがあるので，人を惹きつける．そうした理論に惹かれやすい層は未熟な若者というのが相場であるが，「ひとまずの納得」を得たい世代にとっては，わかりやすい理論というのは魅力的に映る．

ほぼ我流（あるいは師からの一子相伝？）で行われてきた特に外来診療といった事柄については，おそらく近代臨床医学が根付いてからというものずっとブラックボックスとなっていたに違いない．思考プロセスもくそもないような．

しかしながら，この10年ほどでそうした領域に「陽が当たる」ようになってきた．臨床診断推論（clinical reasoning）という気持ちの良い言葉の登場である．これは結果的に良いキャッチコピー・旗印となって，また，同時期から同期して知られるようになった「総合診療」という言葉も巻き込んで，一部の臨床医たちに診断推論という一種の武器とアイデンティティを与えた．

さて，臨床推論が持ち上げられた結果どうなったか．

良い点としては，ディスカッションが明け透けとなり，診断の想起から確定までのプロセスまでが合理的となった．"師の背中をみろ"方式ではなく，具体的な言葉で診断の方法を他人に伝えることができるようになった．

一方で，悪い点というのはこれまであまり語られてきていない．悪い点の指摘といっても瑕疵を論うようなことではない．理論の対義語は「実践」である．要は，そうした診断理論が本当に実臨床の場で実践的であったか，という話である．医学生が理論から入るのはわかる．臨床に浸かっておらず実践などとはほど遠いからだ．

ここで私があえて指摘したいのは，理論に毒された臨床医がわずかであるがいるということだ．臨床家というのは，理論で武装した実践家であったほうが良いと思っているが，理論に毒されてはいけない．実務的な臨床

ディスカッションの場で，理論を持ち出すのは何の問題もないが，理論に終始してはいけない．カンファレンスが得意になってはいけない．カンファレンス専門医になってはいけない．臨床家は，カンファレンス室から退室したあとが勝負なのである．

理論のデメリットは，理論に囚われ「判断が遅れること」である．実践だけでは，non-evidence based となるし誠実ではない．そこで私が提案するのは，際どいレベルの迅速さでなす，理論と実践のハイブリッドである．

医療で最も重要であるのは，治療学であると思う．診断は本来，治療のための脇役であると私は考えている．診断ありき，というもの言いは気持ちが良いが，それに拘泥しすぎると本来大事なこと（治療，ひいては患者のアウトカム）を見失うことがある．実際そうしたことを私は数多くみてきた．

原因不明・病名つかない，といった症例の紹介状をたくさん読んで思ったのが，「治療する」，「良くする」という視点の不在だった．「診断ありき主義」に偏ってしまうとこうなってしまうのかと，驚きを通り越して呆れてしまうこともあった．複数の大病院（大学病院の専門科含む）でさんざん精査・検討されても熱の原因がわからないということで私のところにやってきた患者が，「もう診断はいいんです，治療してください……」と吐露したのは，1人や2人ではない．

忘れられない別の症例がある．とある総合病院から不明熱ということで当時私が所属していた病院の感染症内科に転院してきたケースである．感染症への対処はするにしても，経過やデータから一見して感染症らしくなく，転院当日から膠原病内科，血液内科へのコンサルテーションがなされていた．ただし，膠原病は1日で診断がつくということはなく，また成人Still病などを考えるにしても他疾患の除外が必要である（その除外には日数を要するだろう）．血液内科も，急性白血病，血球貪食症候群などがmedical emergency となる病態であろうが，ひとまず同日はそうであるとは診断されなかった．ちなみに患者は高校生で，状態は悪くひどい悪寒と発汗，および発熱の遷延で消耗しており，凝固障害も生じてきている．

ここで，私にコンサルテーションがあった．要するに困ってしまったということらしい．感染症，膠原病，血液の3つの内科診療科が，診断がつかないという理由で身動きが取れなくなってしまったのである．私がみるかぎり，やや非典型であるものの全身型の若年性特発性関節炎の発症に伴

うマクロファージ活性化症候群を呈していると思った．この日は金曜日であり，コンサルト時すでに夕方．このあとは土日に入ってしまう．私の考えでは，病態は今すぐの治療開始が望ましいことは明白で，ただ各科はもうその日は手を出せない（出さない）といった場の空気だった．治療はステロイドパルスとなる．誰もがしたくない決断とも言えた．

診断理論で鑑別診断を検討し診断を絞り込み推定するというプロセスは極めて大事ではあるが，本来は決断のアシストをするものである．しかし，このように実際に治療に踏み切る決断をしその後もフォローするという行動や実践自体は，もはや推論／理論は無力である．必要なのは，理屈ではなく責任感だからだ．すなわち具体的には，その場で求められているのは，その後もフォローするのかどうかということである．ほぼこれに尽きる．診断推論の最大の弱点は，「診断までで終わり」である．

結局その患者は，積極的な免疫抑制治療と濃厚な全身管理により寛解に持ち込めた．ただし，あのとき治療を開始していなかったらこの高校生を救命できなかったであろう．本当にギリギリの判断だったと言える．

「診断ありき」は治療決定においてはもちろん正論であるが，不確かな場面では，デメリットにもなる．症状がある，あるいは異常な病態がある イコール 病名があるというわけではない．病名がなくても，体調が不良であったり治療が必要な病態があったりするのである．

確定診断（definite diagnosis）は科学の要請でもある．診断というのは，実在するものというより一種の恣意的な定義である．医学の発展にはこうした定義が必要だが，日常診療の治療にはときに相容れないことがある．私は，そうしたことのバランスを取りたいと考えながら診療しているが，本書はその考えの一部を具現化したものかもしれない．

従来とは違う別視点の考えを世に投じるという意図もなくはないが，執筆にあたっての本来の願いは，不明・不定な状況のなかでも一定の判断をし，とりあえず勇気を持って進んでみるということができるように，世の臨床の先生方の背中をそっと押せたらというものである．

Chapter 1:

初診という世界

～最初の最初～

はじめに

　プロローグで述べたように，方法論というのは胸がすくものであり，理論は気持ちの良いものである．ただ，そうしたものには生々しさがない．生々しいというのは，本書では，それは臨床でのことを言うわけであるが，現実的で人間臭く，色彩や匂い，肌感でものを感じられるといった意味である．今日医療での臨床判断は，すでに EBM やガイドライン，アルゴリズムを介したものなしにはあり得なくなっており，例えば「感覚的」などという言葉や概念はもはや積極的に排されるところまできている．学術の場などでは当然としても，研修病院をはじめとする総合病院などの日々のカンファレンスや診療録記載などであっても，「感覚的には」などというもの言いをしようものなら，教育的に批判的に正されてしまうことだろう．

　「感覚的」というのは悪く言われがちだが，一般的には必ずしもそうではない．感覚というのは，ときにセクシーであり，刺激的で，煽情的でもある．理論と違い，実践の場では臨場を前提としているから，ダイナミックで迫力がある．

　臨床現場には臨床の「匂い」，「肌感」，「色」というものがある気がするのである．さて，なぜこのような一見わかりにくい導入にしたかというと，私は「直感」，「勘」というものを信じている．ただこれを先に言うと途端に胡散臭くなってしまうだろう．私だっていきなり直感でいきましょうなどと言われたら信用できない．

　本章ひいては本書全体通して言えることでもあるが，理解のために「時間軸」というものを意識していただきたい．中学の数学の程度のことで十分である．まず意識するのは，今の自分の位置（座標としては 0 と考えて良い）である．それより後ろ（左方向，マイナス方向）は過去である．過去には逆行できないが，過去の情報は利用することができる．未来の情報は先取りできない．

JCOPY 498-01020

　「自分」を担当医師だとすると，患者という対象者に対しては自分・担当医は「観測者」であり，この観測者は実際には時間的な意味ではある一点にとどまっていない．必ず右方向（未来方向）に向かって動いている．一方，患者というのもまた動いていてとどまることなく変化し続ける．担当医が患者のこと（病態や診断）を検査によって把握しようとしているとき，観測者も対象者もいったん静止させて考えているのである．

　俗にいう"snap diagnosis"と呼ばれるものは，文字通り特徴的な所見からほぼ1つの疾患に絞れるほどに特異性の高いものを瞬時に見出すことであり，先に述べた観測者・対象者の静止時間が無視できるほどに小さく，あたかもまったく静止せずに進み続けているようにみえる．

　私は，ないものねだりをしようとしている．つまり，自分も患者も静止させることなく，かといって"snap shot"に頼るのとも違う作業を希求したいと思っている．

　自分を静止させて考えることのデメリットは，静止させている間に患者という対象者が変化してしまうことである．検査値や画像所見などは，「患者の静止状態」の代表的な代替物である．もとより，患者を静止させて考える習慣が普通はあるはずなのでこれは受け入れやすいかもしれない．ただ気をつけたいのは，患者もまた，常に動き続けているということである．臨床的には，病的であればあるほど，経過が急性であればあるほど，患者という対象者を仮に停止させて考えることに限界がある．検査値や画像所見はその一点（瞬間）でのものであり，実際にはどんどん変化していく．

　ある時点で考えられる得る鑑別診断を挙げられるだけ挙げて，それを徹底的に検討するやり方の最大のデメリットは，こうした観測者や対象者を"長時間"止めてしまっていることであり，その間に実際の患者の状態が刻々と変化してしまっていることが決定的にまずい．よって，この手法を使う場合には，ある程度情報が出揃い，かつ患者の状態が場の状況に許容できるほど安定しているという条件が本来必要である．

　私がまず注目すべき問題として指摘したいのは，こうした徹底検討型の鑑別作業に入るまでの過程を具体的にどうするかということである．患者が症状を訴えてやってきて（初診）から，初めての診察に移り，本当の意味で最初の最初の思考をどうするかである．具体的には，単にアセスメン

トがどうこうではなく，実際にどうするか（プラン）である．プロブレムリストという言葉がある．そして，昨今の内科ケースカンファレンスなどでプロブレムの羅列から診断名やプランを引き出す巧者がいるように思う．ただ，その者が，会ったばかりの患者からプロブレムを素早く抜き出して整理するということが同様に巧いとは限らないように思える．実際にはむしろそのほうが難しいことが多い．ケースカンファレンスで感じる違和感はここにある．初診時における「最初の最初」というのは，とにかく未知である．時間軸上でまだ十分に右方向に遷移していないこの段階では，情報が少ないという意味だけでも，いろいろと全貌を見通し切るのは難しいというものがある．しかしながら実際には，わからなくてもわからないなりに何かを決めていかねばならない．私は実臨床では「ここ」がかなりの差を分ける分岐点と考えている．問題点を峻別し，多少大まかでも良いから方向性を概ね間違えずに，あとで補正が効くところまでリスクヘッジしつつ，迅速に（できれば瞬時に）プランを立てる力，というのが重要であると考える．Snap で決めるべきは，診断名ではなく，次にすべき方向性と具体的プランである．「もれなく徹底的に」というのとも異なる．

　ちょっと疑問であるのは，思考過程の解説的な詳述を読み聞きして，そしてそれを身につけたとして，それらが実際の場面で駆使されて複雑で本当に難しい局面を打開する武器となり得るだろうかという点である．そもそも理論は，実臨床において病歴の取り方，診察の仕方，診察や検査所見からどのようにして真に問題となるポイントを抽出するか，などということは教えてくれない．数学でさまざまな難しい問題を解けるようになるには，難局を一閃するようなエレガントな理論と解法を見出すセンスも必要かもしれないが，ときにあるいは往往にして「ゴリゴリと」計算したり，具体例を抜き出したり，数え上げたりなどという腕力・体力も必要となってくる．

　臨床でも，こうした「体力づくり」をせずに理論に偏重してしまうと，上級者のエレガントな思考・鑑別プロセスを下手にまねてしまい，実際の状況にまったく見合わない極めて確率の低い（悪く言えば"トンチンカンな"）疾患や病態を挙げ始めてしまう．それをその場で教育的に指導できる者がいれば良いが，それをおだてたり，それを良しとする場だったりすると始末が悪い．鑑別を「多く挙げる」ことが美徳とされる雰囲気が醸成されて

しまうのは，どちらかというと不適切であると思う．実際には，「多く挙げる」ことはさほど重要ではない．プロブレムを抽出することと，それと同時に「無難でいいから素早く」次のプランを実行すること，が最初に特に大事なことであり，このことはよくトレーニングする意味がある．常に次の判断をするための思考をしている脳となるように修練しておくのである．

栃木医療センターの矢吹 拓先生は，病歴聴取・身体診察を終えた段階，あるいは次のごく一般的な検査を終えた段階，といった区切り区切りで適宜その時点の候補疾患を挙げ仮診断しておくことやその診断のことを"working diagnosis"と呼んでいるそうだ．この言葉を私は本当に気に入っている．なぜかというと「動的」な印象を受けるからだ．まるでチッチッチッチッチとストップウォッチのような時計／時間の音が聞こえてくるようである．こうした「時間を止めない思考」という概念を私も提案していきたい．

「鑑別診断」という語と考えは，本来最近の流行り言葉ではないのに，昨今頓（とみ）によく聞かれる．このおかげで，閉鎖的だった診療のみえる化が図られる結果となったように思う．今も昔も洋の東西を問わず"differential diagnosis"は重要な作業かと思われる．しかしながら「鑑別，鑑別」と言われて連想されてしまうのは，内科診断学の代名詞とか知的ゲームとかいうような扱い，臨床推論やカンファランスでのみやたらと出てくる語，いろんな疾患をたくさん知っていることを良しとする内科医のステイタスや素養のようなもの，そんなような事柄ではないだろうか．

本来「鑑別」というのは乾いた実務的な作業であって，私に関して言えば，事前にひとまずこうかなと"賭けて"おくことで事後の現実を際立たせるもの，とみなしている．その見積もりはむしろかなり偏っていて良いとすら思っている．一方，候補を絞らなかったり偏るのを避けて無難なだだっ広い鑑別疾患を挙げて，検査をしてからあたかも最初から考えていたかのようにしたり顔でカルテを書く者がいる．これは，それをしている本人が業務的にスッキリすること以外は，誰の何の役にも立っていない．

こうしたことを繰り返す一番の弊害は，初診の初期に，ひとまず何だろう？　と考える感性が乏しくなることである．これは非常にまずい状況である．検査をしても，検査の結果にまったくインパクトを感じないまま過ごしてしまうようになってしまう．担当医のこうした「不感症」は，結果

として検査をたくさんするようになってしまう．無駄に検査すると，情報だけが増え，その情報に溺れるようになる．自分の感性がないから自信がなくなり，最初から最後まで，安全地帯のみを進もうとする．情報が多いほど確実だと思い込んでいるとこうしたことに陥りやすい．これだと，なかなか初診・初期診療の上達はしていかない．

時間もかかって，混乱もしてしまうようでは，いったい何のための理論・知識構築なのだろうか．鑑別作業を感覚に頼り，綿密とは言えないということへの批判として，見逃し・漏れといった不確実さを指摘される．いい加減だと言われたり，「賭け」なんて不誠実だとも言われる．ただし，私の観察では（検査前に十分考えたうえで）あえて偏って見積もれるような人は，元の場所へ"戻ってこれる"人でもあることが多い．検査結果により自分の見積もりが合っていそうな結果を得たら，さらにその見積もりを強めるように動くし，事前見積もりとは全然違う結果が出てもそのあまりのインパクト（大ハズレとも言う）に「それじゃこうかな」と次のアクションはけっこう適切な方向だったりする．なぜなら，次の鑑別候補は，その時点ですでに最初のときよりも絞られているから．そして，その次のアクション自体も人よりも半歩早いものとなる．不謹慎ながらギャンブラーというのは，負けても「次のゲーム，次のゲーム」といくので最初へすんなりとすぐ戻ってくることができる．進んだ先で，うだうだ考えたりしない．

このあたりは，本章で理想的とするあり方の総論と言える．もうあえて「偏れ偏れ」と言いたい．特に初診という世界，「最初の最初」という場面では．または，あとからやり直せるときでもそうである．逆に，あとがない生命の危機の際には，周りが退くくらいすべてをカバーしたうえでそして「進め」と言いたい．

決して煽る意図はない．改めて，初診の初期段階においては診断推論における「徹底的検討法」という手法は合わないということと，臨床診断における思考法は状況に応じて変えるべきものであり，状況に合わない手法を使うとうまくいかないどころか場合によっては非常に危険であるということ，このあたりがボトムラインとなるであろう．

「胸が……」

■ 「胸が……」の患者の受診パターン・触れ込みを考える

　「胸痛」の鑑別疾患を考えるスタイルでは，「胸部症状」全体を考えられない．例えば，本物の「狭心痛」というのは"胸痛"を訴えないことが多い．「締め付けられる」なんてものではなく，「息苦しい」，「押される感じ」，「ムカムカする」，「治ったからもういい」，「心臓じゃなくて食道だと思う」など，現実世界の"狭心痛"というのは明らかに多様である．

　冷や汗をかいて苦悶している，胸を苦しがっている，うずくまる，といった胸部症状は，そもそも救急車を呼んでいるか，すでに誰かが急性心筋梗塞を心配していて見逃すことは少ない．「先ほどからずっと」などの症状経過なら救急車を呼んでいることは多い．また，「痛い」，「苦しい」が明確なら，これも臨床医が取り組みやすい．そもそも担当医に情報がいく前に，看護師あるいは慣れた受付事務員，クラーク，看護助手などがその患者や症状に先んじて目を向けるだろう．痛みが明確な場合，見逃すことがあるのは「胸部の疾患なのに症状が胸痛にならない場合」である．有名な例では，心筋梗塞の痛みが左肩痛，咽頭痛，歯痛，顎部痛，左鼠径部痛になることがあるといったものである．

　鑑別リストは便利である．症状・症候から，少なくとも何かを参照さえすれば鑑別疾患をリストアップできる．そのリストを使えば素人でも診断できてしまうこともある．しかし，それはその鑑別リストの"題名"が患者の症状に適っていることが前提となっている．鑑別リストの暗記の落とし穴がそこにある．例えば有名な"killer chest pain"の鑑別リストをみてみる．

5 killer chest pains
- 心筋梗塞

- 肺塞栓
- 大動脈解離
- 気胸
- 食道破裂

これはこれで，このリストは極めて重要である．しかし，これは「胸痛」であると認識された場合に有用となるリストである．「胸が」「痛く」なって初めて使えるリストである．症状を言えなかったり，「胸痛」とはならない胸部症状だったり，胸部の疾患なのに症状が胸痛にならなかったりすれば，初めから適切なリストを選択することは難しい．

ただし「胸が……」で受診患者をある程度層別化するのは良いことであると考えている．

■ 「胸が……」の診分け方

Ⅰ　バイタルサインの異常

a. 特に，頻呼吸，著しい頻脈，血圧低下，酸素飽和度の低下

b. 意識障害を伴う

→あまり考えず救急対応へ

バイタルサインの異常と言っても，高熱と頻脈くらいなら一般外来にも多くいる．それらを全部救急車に乗せる必要はない．ただし，呼吸筋を使用した努力呼吸，口呼吸（口唇は脱力しつつ口内を膨らませるような呼吸），血圧低下を伴う頻脈，パルスオキシメーターでの酸素飽和度の低下と頻呼吸，あるいは意識レベルの動揺，といったもののいずれかが胸部症状と組み合わされば，これはその医療機関における最大限の救急対応が望ましい．

Ⅱ　明瞭に痛いとき

a. 痛み自体が強いとき

→Ⅰに準ずる

痛みが非常に強い，冷や汗など伴うほどである場合は，上記バイタルサイン異常や意識変容といった不安定性がないようにみえても，一度はⅠに準じた対応を検討するのが望ましい．循環系・呼吸器系の破綻以外の要因であれば，骨痛は非常に強い疼痛となる．外傷，骨病変（悪性転移，骨髄

腫など）を想起しておいて良い.

b. 明らかに呼吸が増悪因子となって疼痛が誘発されるとき

→胸膜炎，肋骨損傷・骨折，心膜炎を想起

→状況により，気胸，肺炎随伴胸膜炎，肺がんなどを検討

「胸が……」の症状の患者にまず試みて良い身体診察が，深呼吸をしてもらいそれによって比較的限局した領域に強い疼痛が惹起されるかをみることである．ある場合，なるべく局在を同定する．肋骨の圧痛はないかは必ず確認する．胸部単純 X 線写真で異常はなくても胸膜炎は否定できない．よって，X 線検査をしてもしなくても胸膜炎の可能性は変動しないので胸痛患者で受診後とにかくまず試みて良い診察である.

疼痛 / 胸膜痛だけが気胸の症状であることがあるから，その後の胸部単純 X 線写真で見逃さないためにも，疼痛部位は診察で事前に同定しておく．"読影前確率"を高めておくのである．一方，病歴，身体診察，胸部単純 X 線写真などで肺炎が診断できれば肺炎随伴胸膜炎とわかる．マイコプラズマ肺炎は市中肺炎のなかでも胸膜炎の合併が多く，呼吸困難や肺陰影が乏しい場合には疑っても良いかもしれない．肺がんが肺野に孤立せず胸膜へ浸潤すればやはり強く不快な胸膜痛となる.

Ⅲ 「胸痛」という言葉以外で表現される強い不快が 10 分以内でおさまる

→狭心痛を考え，不安定狭心症を想起

狭心痛であれば実際には 5 分以内のはずだが，患者の体感では「10 分以上」と述べることがある．どうであれ，比較的短時間の持続でありこれをまず問診で拾う．短時間ですぐ治るため自身の胸部症状を問題視しない患者も多い．神経や疼痛の疾患ではなく，病態としては心筋の「酸欠」であるため，疼痛より前に「締め付けられる」，「押される」，「苦悶感」といった症状が，労作や副交感神経緊張などによって誘発される．そして持続が短時間でもあるため，疼痛に至らないことも多く「胸が痛い」と言わない患者にむしろ注意する．極意として，「心筋梗塞の胸痛では，患者は"胸が痛い"とは言わないこともよくある」がおすすめである.

Ⅳ　Ⅰ〜Ⅲのいずれでもない

a. 「ずっと痛い」「動悸がする」

b. その他

→多少外しても大丈夫

時間に余裕があれば病歴聴取，時間に余裕がなく検査を希望していれば何か検査を行っても良いだろう．特にその場ですぐ解決できなくても良く，あまり可能性を広げずに進んでも良い．

■まとめ

- バイタルに不安定さがない胸痛は，まずは深呼吸で限局性の疼痛が惹起される性質がないかを確認することから始める．あれば胸膜痛として進める．
- 胸痛，あるいは「胸痛」という言葉以外で表現される強い不快が，10分以内でおさまるようであれば狭心症から考える．

「お腹が……」

■ 「お腹が……」の患者の受診パターン・触れ込みを考える

　まず大まかなトリアージとして，お腹が痛いのではなく，不快・違和感くらいの症状であれば，緊急性がある疾患はないとして良い．ここでは「腹痛」のことを考える．

　救急車を呼んでやってきた場合は，すべきすべてのアクションは「稀であっても重大疾患を除外する」というスタンスに基づく．本項の執筆でイメージしたのは「歩いて外来にきた初診患者」である．救急車できた患者にも通用する内容であるとは思うが，「立位を取れる」あるいは「救急車を呼ばなくても良いくらいの猶予がある」といった点は差し引いて読んでいただければ良いと思う．

　さて，腹痛を訴える患者がやってきたらまず，正確かどうかはこの際問わないから重症かそうでないかにざっくり分ける．重症というか，「すぐ対処が必要そうか」という観点で分ける．一瞬で察しがつくものをここで論じなくて良いようにするため，例えば突発する上腹部痛で来院時すでにお腹が板状硬，つまり何もしていなくてもお腹がガチガチというのは上部消化管穿孔を疑う．

　古典的な臨床知かもしれないが，診察室に入ってくるときの様子，診察室やベッド上での佇まいを少し引きで傍目からみる，というのは初期判断には非常に有用である．

　ぐったり感がなく，深夜発症であぶら汗をかき七転八倒，あるいは体の身の置き所のないようにそわそわ・バタバタしている flank pain（側腹部を中心とした領域）であれば腎・尿路結石が疑わしい．

　食後，とりわけ油っぽいものを食べて 3 時間ほどした後に発症した右上腹部痛あるいは心窩部痛で，右肩甲骨下あたりにも疼痛を感じ，尿管結石

のような痛がり方であれば胆石症かもしれない.

　上腹部が痛くなって我慢できずすぐ来院し, 病着時に最強となるためか, 早く除痛を求めてそわそわしたり, 苛立ったりしている患者は急性膵炎の可能性がある. 上部穿孔よりは発症様式が突発というより急性で, また中年・アルコール多飲・胆石既往・膵炎既往などの情報もあればさらに可能性を上げる.

　この2病態のようないわば「stone系」の痛がり方をする病態では, 除痛が診断の邪魔にはならないから, カルテ上薬物依存患者である証拠がなければ遠慮なくさっさと除痛して良い. 最近では, 除痛をすぐしてくれなかったということがクレームや遺恨の種となることもあるから, トラブル回避のためにもこれは重要な判断である.

　腹膜炎患者は, 診察室や処置室で, 診察中カルテ記載や検査待ちの合間に患者のベッド上での様子をそっと覗きみると良い. 腹膜炎であれば, 腹膜あるいは腸間膜に少しでも物理的な力がかからないように, 患者は静かにじっとしているはずである(膵炎の患者よりもじっとしている). 細かくみれば, 呼吸すらそーっとしている. 医師が離れているときの表情にも注目である. 腹膜炎患者は, 身体診察の最中だけ辛そうにしているということはないはずで, ベッドレスト中も仄かな苦悶に苛まれているはずである.

　腹痛に「嘔気・嘔吐」を伴う状況は多いだろう. このときは, すべてそうとは限らないが嘔気・嘔吐のほうが病態生理・解剖生理がよりロジカルに当てはまるから, 腹痛よりも嘔気・嘔吐の鑑別疾患を考えるほうが良い. つまり, 腹痛と嘔気・嘔吐が両方あった場合, 腹痛よりも嘔気・嘔吐のほうが診断推論上は優勢としておいたほうが良い.

■腹痛の診分け方

　初診時, 初期評価の迅速性を重視した腹痛の診分け方を説明する. そのために前項で述べた, 重症かそうでないか, すぐ対処が必要そうかそうでないか, などのざっくりとした2分別から始める.

　「そうではない」もののうち, 急性腸炎的, 感染症的であるかはすぐ察しが付くはずである. それはシックコンタクト歴, 高熱や血液検査異常などからすでにあたりが付いていることもあるはずである. こういうものは即,

後述のIIに進み迅速に特異的に対処し時間を浪費しない.

　急性腸炎的でなく, 即座にはわからないというものも合めてそれ以外を後述のIに進ませる.

　特に斬新なアイデアではないが, 腹痛ではとにかくまず局在が重要である. はっきり"ここ"と言えるかどうか. この判断を一瞬で行う. 明瞭な局在がないときは, 痛みの領域の把握に移ることになるが, これには少し時間がかかってしまうことが多い. 患者自身が痛む領域をうまく言えないからである.

　そこで, (急性腸炎的でない) 腹痛患者をみたらまず, ①その領域が「広い」か「広くない」かで (もはや直感的に) 分け, そしてさらに, ②その痛みが「持続的」か「間欠的」かによって分ける. これによっておおまかに4分割されることになる (表 1-1).

I　(広い・広くない) × (持続的・間欠的) の4分割法

　述べたように, 迅速性を重視した分け方であり, 厳密な診断を区分けする「鑑別法」ではないことに留意して欲しい.

　波がある痛み (間欠的) か, 持続痛かは, お腹のなかのことを類推するのに実はかなり有用である. 間欠的であれば「腸管由来」, 持続的であれば「腸管ではないもの由来」とラフに類推できる.

　腹痛の範囲が広く, かつ持続的である場合には, A, Bの2タイプに分ける.

A. 広い・持続的 (腹腔への"流出型")

　突発的な発症で, 腹膜刺激徴候・圧痛を認めるタイプで, 症状の強さに見合う身体所見があり, 反跳痛もところどころにみられる. このAタイプは, イメージとしては何かが急に破綻して, 腹腔内に血液, 腸液などがたちどころに"流出"するイメージの病態である. 容易に広範囲の壁側漿膜

表 1-1　腹痛患者のざっくり4分割

	広い	広くない
持続的 (腸管ではないもの由来)	A, B	C
間欠的 (腸管由来)	D	E

に刺激が入り腹膜刺激徴候や反跳痛を呈する．「反跳痛」という身体所見が役に立つ病態でもある．

　具体的な疾患名で言えば，下部消化管穿孔，子宮外妊娠の rupture，重症膵炎，肝細胞がんの rupture，などである．

　下部消化管穿孔は，流出するものは当然“腸管内の内容物”である．症状に直接影響しているものは，腸管というよりこうした流出物である．よって腹痛は持続的である．また，理屈としては突然発症だが，疫学上はどうしても高齢者が多いことから，発症時点をうまく訴えられないことも多い．よって発症様式は「突然, sudden」と決めつけすぎないほうが良い．診察に協力が要り，診察も難しいことが多い．上部消化管穿孔と違い，静かに，痛みに耐えながらじっとしているイメージである．上部穿孔のイメージでいると見逃し得る．

　破裂性子宮外妊娠で腹腔内に流出するものは“血液”である．発症は明確に突然であり，当たり前であるが妊娠可能な女性に生じる．消化管疾患ではないため，嘔吐や下痢のような明瞭な消化器症状は伴わない．エコーで腹腔内の大量出血をみたら即考える．蛇足かもしれないが，「妊娠可能女性の突然発症の腹痛と腹腔内出血」と言えば，大切な鑑別対象は「腹部外傷」である．秘密裏に暴行された可能性を忘れず，外傷痕がないかどうかなどの“状況”の確認は必須である．大量出血の prodrome としての蒼白，立ちくらみ，失神などを捉えることにより子宮外妊娠を疑えるときがある．

　重症膵炎は，急性膵炎の進行期という理解でも良い．初期であれば上部消化管穿孔と同じような病歴でくるが，炎症による，消化酵素を含有した浸出液が十分に腹腔に“流出”すればこのタイプ A に入ってくる．

B. 広い・持続的（“虚血型”）

　タイプ A 同様に突発発症の強い腹痛であるはずだが，腹膜刺激徴候・圧痛といった身体所見がそれに比してあまりに見合わないものがこのタイプ B である．代表疾患は急性腸管虚血である．他は，卵巣嚢腫の茎捻転（ovarian torsion）である．

　急性腸管虚血は臨床的な言い方で，正式には acute mesenteric ischemia であり，要は上腸間膜動脈（SMA）領域の虚血である．したがって，結腸でも下行〜S状結腸の虚血は spare される（これを反映して診察で左腹部が相対的に温かく感じることがある）．SMA 塞栓症はほぼ心原性塞栓で，

心房細動や高齢がリスクである．SMA起始部から数cm末梢側での塞栓が多い．SMA血栓症ではもともとの強い動脈硬化が基盤にあり起始部で閉塞して発症する．高齢，他部位の動脈硬化や高度狭窄がリスクである．非閉塞性腸管虚血症（NOMI）は，重症患者における血管収縮薬使用や血液透析などがリスクとなる．

　上記に述べたように，急性腸管虚血の腹痛は突然発症の強い全般性腹痛で，腹膜刺激徴候や圧痛などの身体診察所見に乏しい．これ自体を特徴とし，背景は高齢，心房細動，動脈硬化などである．生じていることの重大さの割に，初期であるほど客観所見に乏しいので，この病態は腹痛の業界では鬼門中の鬼門である．進行すると疼痛が軽減したりするということも恐ろしい．

　Ovarian torsion は大きな卵巣あるいは卵巣腫瘍が捻転して生じ，急性の下腹部痛や背部痛を呈する．機序が虚血であるためにこのBタイプに入る．臨床的特徴も急性腸管虚血と共通する面があり，ただし卵巣という局所的な異変であるためか，圧痛はあれど腹膜刺激徴候は認めない．症状の割に，身体所見が乏しいというBタイプらしいパターンとなる．「若年者の急な背部痛」ということになれば，よりコモンな尿管結石と臨床が共通してしまう．

C. 広くない・持続的

　まず持続痛であると認識したら，腸管ではないものが成因となっているかもしれないと類推する．ただ，持続的な腹痛として成立している以上，腹膜刺激徴候や圧痛を認めることが多い．また，領域が広くないということからは，疼痛の生理としてはいわゆる「体性痛」と考えれば良い．

　具体的な疾患名で言えば，胆石症・急性胆嚢炎，急性膵炎，急性憩室炎，卵巣出血，などである．

　急性膵炎は，腹痛が最強となるにはどんなに早くても 10 ～ 15 分くらいはかかり，この意味で突発完成とは言いがたくこれを問診でなんとか拾うことが大切である．かなりの痛みでかなりそわそわしているが，体動で増強するので七転八倒のような「stone系」の痛がり方はせずこの点やや腹膜炎的ではあるが，とはいえじっとできず痛みに体をよじるような動きをする．炎症の波及方向や範囲によっては背部痛や右下腹部痛，あるいは左側腹部痛となったりする．結局は病歴，血液検査所見，アルコール摂取歴

や胆石既往などの情報を総合して疑うことになる.

　急性憩室炎は，どうしても虫垂炎と対比されるが，憩室は腸管ではないためこのCタイプに入る．要するに，憩室炎の疼痛は蠕動によるものではないのである．憩室炎の病態生理としては，実は微小なレベルで憩室外・漿膜側に穿孔していて結果的に周囲に微小な膿瘍を作っており，それによる周囲への炎症波及が本態であるとされる説がある．病初期から，"病変があるところ"が自覚的にも疼痛部位になる．微小とは言え病態は膿瘍であるため，どんどんと広がっていくというよりはそこにとどまるので，疼痛や身体所見がある部位は体表上でもかなり小さい．病変は腸管より外，腸管からみれば離れていく方向に病変が進むので消化管疾患とは言いがたい．壁側漿膜に炎症が至り，反跳痛もめずらしくない．

　卵巣出血は，多くの場合性交渉が物理的刺激となって起こり，突然発症の下腹部の持続痛をきたしてやってくる．性交中，性交後の発症であることを拾えるかが鍵となる．かなりの疼痛で，容易に受診閾値を超え，深夜の救急受診や救急車要請も少なくない．消化器症状はなく，身体所見では腹膜刺激徴候を認める．診断できても疼痛と出血量だけが問題であり，それがクリアできれば特異的な治療なく回復する疾患でもある．

D. 広い・間欠的

　ここに入るのは主に腸閉塞である．腸閉塞では，腹痛はメジャーな症状ではあるが，嘔吐症の鑑別で考えていって良い.

E. 広くない・間欠的

　ここに入るのは，急性腸炎や急性虫垂炎である.

　急性腸炎は，身体診察で診断するよりも病歴聴取で診断する．軽症であれば迅速に対処できるので，Ⅱで述べる原理を用い素早く診断して次の患者の診察に移りたい.

　急性虫垂炎は病歴聴取と身体診察で疑い，そして診断する．まず初めに，虫垂炎が「間欠痛」をきたすという感覚はあるだろうか？　虫垂は一応消化管であるので，病初期には虫垂炎は間欠的な疼痛となる．また，虫垂はTreitz靱帯からの距離が長く，間欠痛とは言っても1回の疼痛持続が5，6時間にもなるため，よく聞かないと「間欠的である」とは捉えられないことがある．このとき，軽度の嘔気や嘔吐を伴うことがある．ただ，決して嘔吐が主体とはならない．虫垂炎の主訴は，原則腹痛である．いずれ痛み

は右下腹部の虫垂部周辺に移動する．移動というより固定する．この後の
フェーズの身体所見は急性憩室炎と似たものとなる．初期の心窩部痛は，
症例によっては右上腹部痛となることもある．頻度の高い疾患であるため，
バリエーションも多く非典型例を十分許容しなければならない疾患でもあ
る．

　虫垂炎の早期診断の一番のチャンスは，腹痛が限局し固定した直後であ
る．腹痛診療全般に言えるが，疼痛が限局しているかどうかは，早い段階
で掴みにいって良い．診察は，手というより指を使い，優しく圧せばそれ
を繰り返すことで圧痛を呈する領域をほぼ明瞭に contouring できる．

Ⅱ　急性腸炎，感染症的であるかどうかをみる

　まず本邦で明らかに頻度の高い「ウイルス性腸炎」を見抜いておくと良
い．ウイルス感染の諸症状は，全身の過剰な免疫応答そのものと言えるた
め，多系統にわたる諸症状が一時期に同時多発的に生ずる．ウイルス種に
よっては，ウイルス血症（viremia）の時期を経てから消化管症状を発する
だろうが，日常診療で遭遇するウイルス性腸炎の原因となるウイルスでは，
本来 prodrome となる時期に腸炎症状もほぼ同時にやってくる．具体的に
は，発熱，悪寒，倦怠感，筋痛，食欲低下，嘔気，嘔吐，水様下痢，腹痛，
活力低下といった全身あるいは消化器症状が，急性に一気に同時多発する．
本来は，発熱，悪寒，倦怠感，筋痛などだけの時期が少し先行するはずで
ある．ウイルス性腸炎でも，よく病歴を聴くとそのことがわかるかもしれ
ない．

Ⅲ　ミニシナリオや臨床知で診断候補を素早く挙げる

　腹痛は，Ⅰで述べたような原理，病態生理も大事だが，非典型例や不確
定要素などが占める部分が大きく，一例一例噛み締めながら身に付けるの
が一番である．他の症候よりも，症例の振り返りが重要である．個別の事
例の集積が未来の未知の腹痛診療に役に立つ．例えば以下のように，自分
なりに腹痛をきたす疾患の受診触れ込み・病初期の病像といったものを短
くまとめておくと良い．

比較的ゆっくり（1日〜半日くらい）とした経過で増悪し，激痛ではないが生活上は邪魔にはなる痛みが心窩部あるいは右下腹部痛にあり，熱は気づいたらあるといったレベル，という様相であれば進展しつつある虫垂炎あるいは右結腸憩室炎が疑わしい．腹痛自体は激烈でなく歩くと響く程度で，痛みを生じてから受診閾値をすぐ超えないので，いったんは仕事や学校などに出て「粘ったがやっぱり痛いので」という触れ込みでやってくるため夕方や夜の受診が多い．

右下腹部痛であっても全体の経過がもっと短く，突発する，悪寒と食欲低下を伴う高熱であれば急性腎盂腎炎が疑わしい．

虫垂炎的な病歴で，回盲部付近よりもやや上方で，身体診察によって圧痛部位が結腸上のかなり限られた領域に絞り込めるほどであれば憩室炎が疑わしい．その圧痛の領域はほとんどが"小さな円形"となる．虫垂炎では"縦長の楕円"という印象である．また，発症機序の差から，憩室炎では虫垂炎でみられるような「初期は心窩部痛で右下腹部に疼痛が移動」という経過がない．終始，憩室炎の起こしている部位に疼痛がある．

虫垂炎的な身体所見でも病歴で嘔気がしつこく，ときに下痢も生じていれば回盲部炎かもしれない．

心窩部そのものの痛みで，同部位の背側方向への放散痛あるいは疼痛がみられ，体動痛や痛みのために仰臥位で脚を伸ばしきれない（膝を抱えたくなる）ような様式であれば急性膵炎かもしれない．膵炎は軽症例もあるため注意を要する．

■ まとめ

- 腹痛は，何らかの分類を適用しようとも，結局は経験や勘，臨床知も駆使して総合的な判断を下して診断することになる．
- 病態生理と解剖を想起しながら，特異的に考えて具体的な鑑別疾患を想起し，その疾患の臨床が作り得る story と合うかを考えていくという地道な作業なしには腹痛診療は向上しない．
- こうした診療の質向上の先に，未診断のなかでのスピード診断が可能となる．

「かぜをひきました……」

■ 「かぜをひきました……」の患者の受診パターン・触れ込みを考える

　患者の言う「かぜをひきました……」や「かぜが治りません……」という触れ込みほどあてにならないものはない. この要因は, 患者と医師とでかぜの認識と理解が根本的に違うことからくる.

　かぜの一連の症状というのは, 簡単に言えばウイルスに対する過剰な免疫反応そのものである. このことを包括的に理解するには本来「臨床サイトカイン学」の知識を要するが, ここではそのような難しいことではなく単純で実際的な理解で良い.

　ウイルスはヒトに侵入し潜伏したあと, 循環系へ shed されウイルス血症となる. これに対する免疫応答として, 自然免疫的機序を介してマクロファージを中心とする各種免疫部隊の働きでサイトカインやインターフェロンなどが放出される. これらはシグナルとしても機能するが, それ自体が症状を及ぼす結果となり, すなわち悪寒, 戦慄, 倦怠感, 発熱, 意欲低下, 筋痛, 関節痛, 消化管機能低下 (嘔気), といった症状を呈する. このフェーズが, 数時間～半日のこともあれば, 2～3日ということもある. そしてその次は, ①リンパ節腫大, ②粘膜症状, あるいは①②両方, といったフェーズへの移行がみられる. 症状で言えば, 鼻汁, 咳, 痰, 下痢, 腹痛, 咽頭発赤, 咽頭痛, 結膜炎, 口内炎などが相当する. 皮疹を呈するものもあるかもしれない. ここまでで述べたような諸症状が「同時多発」するというのがかぜの特徴である. かぜウイルスのような臨床的に非特異的なウイルスではなく, もう少し特異的なウイルスでは次のフェーズとなってようやくそのウイルス種の特有な特異的な症候, 臓器症状が出る. 例えば, 肝炎を呈するもの, 関節炎を呈するものなどがそうである.

　ただ，患者はこのようなウイルスの振る舞いや症状発現の仕組みを理解しているはずがない．例えば，喉が痛ければ「喉にウイルスがいてそれを殺菌すれば治る」と思っているし，また「ウイルスがお腹に入る」から下痢をすると思っている．かぜは，ウイルス感染によるウイルスへの過剰免疫応答の結果の諸症状であるのに，患者当人は自分が一番辛い症状（箇所）について，そこだけを減ずる（あるいは治す）治療があると信じていさえする．「早く治るように，免疫力を上げてくれ」と言われることすらある．これに正しく返答するというのは，最大級のアイロニーである．

　よって，患者が「かぜをひきました……」や「かぜが治りません……」と言って受診してきた場合，こうした患者の気持を汲みつつ対応する必要がある．医師側としては，具体的には，「単なるかぜか」を即断することが受診直後の第一目標である．その判断のためには，とにかく「かぜの自然経過であるか」を見極めることが必要で，それに尽きるとも言える．

■ 「かぜをひきました……」の診分け方

　初診時，初期評価の迅速性を重視した診分け方を説明する．そのためにまず，かぜ症状と呼ばれるものを<u>「発熱・咳・咽頭痛・漿液性鼻汁 or 鼻閉」</u>の4つのブロックに分け，患者の病歴聴取が始まったらそれらをまず認識する．つまり，それぞれの有無について会話・病歴聴取のなかで素早く把握する．可能なら30秒ほどで行う．

　もっと迅速性・効率性を重視するなら，こう考える．
- <u>状態の良い患者で咽頭痛を含めばかぜ</u>
- <u>急性の漿液性鼻汁 or 鼻閉を含めばかぜ</u>

　問診票などを参考に，これを初期に認識することでかなり時間を省くことができる．つまり，この2項目のどちらかを満たせば，かぜとして進めても良いだろう．それ以外の組み合わせを場合分けするというのが，診分け方の実際である．

　Ⅰ）発熱・咽頭痛のみ

　Ⅱ）発熱・咳のみ

　Ⅲ）発熱のみ

Ⅰ　発熱・咽頭痛のみ

　この組み合わせで一番多いのは,「かぜであり,このあと,咳や鼻汁が出てくるか,軽症で終わる」である. ただ,ぐったりし,4つのブロックのうち本当に発熱以外には咽頭痛のみであるなら少し注意を要する. もし咽頭痛だけなら本来は心筋梗塞,大動脈解離,外傷,異物などを考える. ただ,ここでは発熱があるものとしてそれを軸に考えるというのがコツである. 一般的には表 1-2 のような疾患が候補となる.

　この表をみてしまうと,その項目の多さにうんざりするかもしれない. このあたり,「時代」と「場所」によって異なるものの,実際の初期評価ではここまで綿密にカバーすることはない. それについて解説する.

　まず,急性喉頭蓋炎は Hib ワクチンの登場により激減している. このままワクチンに関して社会が成熟していけば,少なくとも小児例に関しては確実に根絶できるレベルに達すると思われる. 成人例は,喫煙者に比較的多いという調査もあり,喫煙率の低下が進めばさらに減少を見込める疾患となるはずである. よって,急性喉頭蓋炎は将来的には「killer sore throat」として標語に掲げるにしてもあまりに希少な疾患となる可能性がある. 急性喉頭蓋炎を拾うためには,上気道閉塞を示す臨床症状を見逃さないこと,看過しないことである. とりわけ「著しい咽頭痛」,「唾を飲み

表 1-2　漿液性鼻汁などを欠き,発熱と咽頭痛のみが主症状となる疾患の鑑別

- 急性喉頭蓋炎
- 溶連菌性咽頭炎とその周辺
  - 扁桃周囲膿瘍
  - 深頸部膿瘍
  - Ludwig's angina(口腔底蜂窩織炎)
- 伝染性単核球症
- 肺炎マイコプラズマ(*Mycoplasma*)感染症
- 性感染症(STI)関連
  - 急性 HIV 感染症
  - クラミジア(*Chlamydia*)
  - 梅毒
  - 淋菌
- 亜急性甲状腺炎

込めないほどである」という訴えの組み合わせに注意したい．これを訴えた患者に対してのみ，この稀な疾患を考慮するということで良い．唾を飲み込めないほど喉が痛いために流涎しぐったりしている，声が変化して呼吸が困難である，などの"見かけ"がその疑う端緒となる疾患であり，精査の末，診断するというものではない．初期に一瞬で判断する疾患である．待合室で，前傾姿勢でタオルやハンカチで口を抑え，喉の痛みや苦しさで我慢している患者に注意を払うようにしたい．逆に言えば，ここまでではない「発熱・咽頭痛」患者に，全例で喉頭蓋炎が否定できるまで奔走するのは時間的な無駄が多いと言わざるを得ない．確率判断のバランスも悪い．

次に溶連菌性咽頭炎であるが，この疾患は医師の疾患認知と診断キットの使用により診断数は増えているが，扁桃周囲膿瘍，深頸部膿瘍，Ludwig's angina（口腔底蜂窩織炎）のような，咽頭痛をきたし得る深刻な感染症は減少している．抗菌薬の進歩と，歯磨きの習慣や口腔衛生管理の意識向上，フッ素の歯面塗布やフッ化物配合歯磨剤の使用によるところが大きいであろう．病態は基本的には膿瘍形成であり，急性経過であればこれら扁桃周囲膿瘍，深頸部膿瘍，Ludwig's angina（口腔底蜂窩織炎）のような疾患は普通考えないだろう(経過が不詳なら別)．溶連菌性咽頭炎の診療に習熟すれば良い．とにかく典型的ないわゆる「strep throat」を視診で瞬間的に判断すれば早い．これを認識すれば，伝染性単核球症も自然と鑑別対象となる．

いわゆるマイコプラズマ感染症は，肺炎が有名だが，本来「肺炎マイコプラズマによる呼吸器感染症」と捉えるべき感染症である．つまり，下気道（肺・気管支）だけでなく，上気道にも炎症をきたす病原体でもある．ただ緊急疾患とはならない．病歴のなかで咽頭炎を経てはいるが，結局は下気道炎が問題となるというのがほとんどではないだろうか．軽症であれば肺炎であってももともと自然軽快を望める疾患でもあり，咽頭炎という病型が見逃されていたとしても大勢に影響がないのだと思われる．よって，あまりに病初期にマイコプラズマ性咽頭炎を疑うことは，頻度や重大さを無視した，趣味に偏ったバランスの悪い確率判断であると思われる．それにおそらく咳も伴うであろう．むしろ典型的なかぜの鑑別対象としておいて良い．

性感染症（STI）に関連する病原体は，軒並み咽頭痛をきたし得る．初

めから性行為に関連する病歴が聴取できていれば疑えるが，経過や所見だけでSTI関連の咽頭炎は見抜くのは難しいだろう．治りが悪いかぜとされているもののなかで，病歴聴取を重ねて見出すものである．

　最後に亜急性甲状腺炎であるが，これは甲状腺の炎症をきたす疾患で，経過はその名の通り急性というより，熱がある程度は遷延したうえで病態が形成される．

　以上まとめると，<u>2, 3日くらいの経過でくる発熱・咽頭痛に関しては，溶連菌性咽頭炎を想起しそれを確認する手順を即座に行えば良い．Strep throat の視認，咳がない，後頸部リンパ節腫大がない，を確認すれば早い．</u>

Ⅱ　発熱・咳のみ

　発熱・咳のみという組み合わせは警戒する．なぜなら，最大の鑑別疾患は肺炎だからである．もちろん，気管支炎，あるいはウイルス性咽頭炎（かぜ）でたまたま他の症状が乏しいなどの可能性のほうが頻度としては高そうではある．ポイントは，咽頭痛や鼻汁のない発熱・咳嗽を，肺炎を否定できるまでかぜと即座に rule in してはいけないということである．経過の長短で迷うかもしれないがそれも迷わなくて良い．慢性経過なら結核，亜急性ならマイコプラズマかもしれないからである．経過の長さによらず，発熱と咳だけの組み合わせは胸部X線である．低酸素をきたすならなおさら迷うことはない．発熱・咳のみの患者をみたら，まずは胸部異常影の有無をその時点ですでに検討してあるかどうかをすぐ確認する．

Ⅲ　発熱のみ

　ここでは，不明熱的な病態を考えるのではなく，極端に言えば昨日の晩から高熱が続いているんですとか，あるいはこの3, 4日間熱が下がりませんといった状況での初動について考えたい．ただこうしたときの考え方は非常にシンプルである．「すぐかぜとしない」である．

　「熱だけ」というのは本来非常に警戒すべき臨床表現である．それは，最大の鑑別対象が菌血症だからである．「だけ」というのは心理的にも危ない．熱の他に，同時にお腹が痛いとか，咳と痰が出て苦しいなどという情報があれば次の初動は簡単である．当該箇所を探索すれば良いからである．しかし「熱だけ」であると，原因が不明瞭であって状況が良くないという認

識になるとは限らないことが多い．熱だけで他にない，と（症状が寡なくて安心して）安易な判断となるからであろうか．ここはスローガンのように単純に考え，「熱だけというのをかぜにしない」とだけ認識すれば良い．

　熱だけできた患者をみるときは，次のような観点を利用する．1つは，かぜウイルスを始めとするウイルス感染症において，初期の（ウイルス血症の）うちに早々受診してしまった可能性である．要するに，このあとそのウイルス種に応じた臨床症候が出始めるというものである．もう1つは，純粋に，際立つ局在徴候を呈さずに熱だけ続く病態かどうかである．この場合血液検査が次の検査である．肝炎をきたしているのか，血球減少をきたしているのか，CRP のような炎症反応だけが上昇しているのか，血液検査の結果によっては次の病態想起が迅速にできる．CRP が陽性なら血液培養を実施したほうが良いが，その前に胸部 X 線や尿検査などの基本的な検査をしてみると良い．フォーカスがないようにみえて，実は usual な肺炎だったり腎盂腎炎だったりする．「熱のみ」と認識することは，次の段階で，検査をいろいろしてみても良いと考えるきっかけとなる．遠慮することなく，次の検査に進んで良い．

■まとめ

- 患者の言う「かぜをひきました……」はさまざまに読み解ける．
- 多忙な外来では，外来受診者数の母数が多く，体感的に common disease が押し寄せるため，「かぜ」，「かぜではなさそう」の判断が可能ならば瞬時になされるのが好ましい．
- 「状態の良い患者で咽頭痛を含めばかぜ」，「急性の漿液性鼻汁 or 鼻閉を含めばかぜ」としておけば，効率良くかぜを rule in でき，逆にかぜではなさそうな注意が要る患者を素早く絞り込むことができる．
- 発熱・咽頭痛のみなら溶連菌性咽頭炎を考え咽頭を観察する．
- 発熱・咳のみなら胸部 X 線撮影を実施する．
- 発熱のみなら血液検査を実施する．

Section 4

「体重が減りました……」

■「体重が減りました……」の患者の受診パターン・触れ込みを考える

　私は，患者が「体重が減りました……」と言って受診した場合，それが意図的なのか・意図的なものでないのかなどと野暮なことは言わず，ひとまずはその訴えを信じる．「体重が増えました」という主訴なら，実際に病的に増えていれば別だが，ごくわずかな増加を気にしているダイエット中の人かもしれないし，ストレスで食べ過ぎたという事実を直視せず体重が増えたことを自分以外の問題のせいにして受診した単純性肥満の者（要は食べ過ぎ）かもしれない．しかし，体重が減ったと言って相談にくる場合は，それなりに病的であることが多い（ダイエットなど，意図して体重を減らした者はそれに満足するから病院などにはこないだろう）．また，体重の評価は，体重計というごくありふれた器械を使って客観的に家庭でも可能であり，それなりの信用に値する．

　さて，個人的には，最近体重に関しては，高齢化社会であることとサルコペニア・フレイルという概念とによって評価が複雑となって，より難しいと感じるようになった．以前は高齢者が体重減少と言えば一様に悪性疾患を疑い，あまり何も考えず精査に進めば良かった．今は健康寿命が延び，多少筋肉の容量低下があっても，運動器の機能や基礎疾患の安定があれば，多少の体重減少は高齢であっても許容されるようになった．また，フレイルの概念の延長として筋力や活動性の可逆性にも注目が集まり，（少々のweakness は前提とされて）より健康の質や QOL を問う社会となってきた．つまり，体重減少が悪いことなのか許容すべきものなのか，すぐには判断が付かなくなってきているのである．もちろん器質的な疾患を除外したうえでのことではあろうが，例えば，もともと担がん患者であったとしても

そのがんが体重減少に寄与していないことだってある．悪性疾患への診断・治療の進歩は，実は巡り巡って一般内科外来の「主訴：体重減少」の診療を若干混乱させているのである．

　本項では，体重減少を主訴とした初診患者の外来での初動について述べるが，高齢者や複雑な基礎疾患を持つ患者における体重の評価は，いき着くところ「難しい」と考えざるを得ない場面も多いことを前もって述べておく．

■ 「体重が減りました……」に対する初動

　体重減少を訴える患者をみたら，一般的な身体状況の確認（病歴聴取，身体診察など）ののち，まず採血を行う．そして次に，その結果に応じた検査を行う．これだけである．まず採血を実施するときに想定する疾患を**表1-3** に示す．

　成書などにある一般的なものとはかけ離れたリストとなっている．このリストは「一次検査に，簡便にうまく引っかかるもの」という基準で選定してある．逆に，丹念な除外・繰り返しの検討を必要とし，最後まで否定するのが難しい「悪性腫瘍」，「結核症」などは入れていない．肺気腫/COPDといった慢性肺疾患も候補に挙がろうが，仮に肺画像が気腫肺だったとしても，もしかしたら糖尿病も持っているかもしれない．**表1-3** を念頭においたときに，実際にオーダーする血液検査の項目を**表1-4** に示す．

　表1-3 を概観する．このうち糖尿病や甲状腺機能亢進症はコモンであるが，この二者は「見かけではわからない」ことはよくある．もちろん，典型的な臨床徴候が出現していればわかりやすいが，口渇や多飲を訴えない糖尿病患者はいる．あまりにコモンな疾患であるために，それだけバリエ

表 1-3　体重減少を主訴に受診した初診患者に対して"とりあえず"想定する疾患

- 糖尿病
- 甲状腺機能亢進症
- 慢性・持続性の炎症性疾患
- 尿崩症
- HIV 感染症

表 1-4 体重減少を主訴に受診した初診患者に対して"とりあえず"チェックする項目（血液検査）

- HbA1c
- TSH, free-T4
- CRP
- ヘモグロビン
- アルブミン
- 電解質（Na, K, Cl, Ca）
- 尿素窒素, クレアチニン
- HIV 抗体

ーションも多い．見かけではわからないということは，「測定しなければわからない」のである．よって，体重減少を主訴にやってきた場合は，問診・身体診察によらず HbA1c, TSH, free-T4 は測定すべきである．

　Symptomatic な糖尿病と尿崩症は臨床症状の多くが重複する．口渇，多飲，体重減少をきたし，脱水症，電解質異常といった表現型を取る．ただ，それらは一般に尿崩症のほうが程度がひどい．尿崩症のなかでは腎性は極めて稀な疾患で，かなり限られた状況にしか遭遇しない．ごく稀な先天性かリチウム製剤内服者（＋脱水あるいは過量服薬）のどちらかであり，一般内科に体重減少を主訴にやってくるとしたら，その母集団は「双極性障害でリチウムを飲んでいる人」に限定される．腎性尿崩症はこうして疑う．実際に多いのは中枢性で，そのなかでは下垂体病変が最多であろう．下垂体病変に関連する臨床徴候は，あらゆる症候のなかで臨床医にとって一番盲点となりがちである．中枢性尿崩症では，著しい多尿により「慢性脱水症」となりひどい口渇を呈する．そして，それを自己補正する行動として多飲がある．高齢者や口渇中枢の不全がみられるような状況では多飲で補正できず，身体診察・ラボデータなどにおいては非代償性に脱水の所見を示す．病態は自由水の大量喪失であるので，血液検査では高 Na 症，高 Ca 血症，あるいは腎前性腎不全のパターンとなり得る．

　慢性・持続性の炎症性疾患というのは，もちろん何か定義があるわけではないが，例えば，「熱が出る」，「関節が痛い」といった体重減少以外の症状が突出しない場合を考える．CRP 上昇，血沈亢進，低アルブミン血症，貧血，血小板増多といった血液検査異常の組み合わせのみで分類しても良

いかもしれない．炎症病態をみるとき，こうした CRP のようなマーカーでは非特異的すぎて診断を決めたり病態の重症度を決めるには適さないとする考え方があるが，ここで言う CRP は何も診断を決めたり重症度を測ろうとしたりすることはまったく意図していない．言うなれば CRP は，体重減少という病態生理を推測するうえで，その病態を方向付けるための重要な「方位磁針」となる．推測のスタート地点で，右に行くのか左に行くのか大まかにわかるだけでも随分助かる．街でも野山でも，よく知らない地で目的の場所の方向だけでもわかれば，かなり重要な情報となるだろう．CRP の良いところは，敏感であることである．例えば，2 カ月の経過で体重減少があり，受診時点の CRP が 0.01 mg/dL ならば，CRP が上昇し得る疾患は否定できる．逆に体重減少が主訴の患者で CRP 10 mg/dL ならば，糖尿病，バセドウ病，尿崩症などとは言っていられない．「そちら」ではなく，菌血症，結核症，関節炎といった炎症性疾患の精査・鑑別に速やかに進むべきである．

　HIV スクリーニング検査は「一度も陽性となったことがない」という医師も多いかもしれないのでいまいち実感がわかないかもしれないが，症例や患者背景によっては，HIV/AIDS は体重減少を主訴に来院した患者の重要な鑑別疾患である．AIDS を発症していれば，体重減少だけではない諸症状・諸症候があるためすぐわかることも多い．慣れていなければ意外に思われるかもしれないが，急性感染の最中，あるいは無症候期から出て AIDS に移行する前の AIDS 関連症候群という非特異的な症候の時期にも体重減少を呈する．つまり，HIV 感染の全般で体重減少が特徴的にみられ得る．それゆえ体重減少を訴えてきた患者に対して，HIV 感染を一度は頭によぎらせることは無駄ではない．

■血液検査後の次の精査

　血液検査で陽性所見があればそれに基づいて検査を進める．陽性所見がないときは，胸部 X 線撮影，上部・下部消化管内視鏡など，悪性腫瘍を想定してより一般的な検査にいったん引き戻す必要があるかもしれない．それでもわからない場合は，「機能性」の病態でも体重は減少し得る．例えば，機能性胃腸障害は慢性のごく軽度の嘔気で本人が意図せず体重が減少して

いくこともある．また，半分以上は器質的疾患とも言えるが肺気腫/COPD
でも慢性咳嗽が続き呼吸筋の疲労や低酸素に基づく体調不良により，意図
しない体重減少となることがある．

■まとめ

- 体重減少を主訴にやってきた患者には，ひとまず一次検査として血液検
  査を実施する．
- このアプローチは，見逃しの防止と時間の短縮の両方につながる．

「のどがかわきました……」

■「のどがかわきました……」の患者の受診パターン・触れ込みを考える

「のどがかわきました……」とだけ訴えてくることは少ない．何か別の症状に紛れる，あるいは患者がついでに言う，などが多い．注意すべきは「のどのかわき」の訴えの多様性である．「口がかわいた」，「やたらと水を飲んでしまう」，「乾燥する感じがする」など，ある意味病的とは思えないことも多い．「のどがかわく」が曲がりなりにも患者の訴えの1つになった場合の思考の出発点について考える．

その出発点とは，患者の言い分を，①口のなかが乾燥するのか（口腔乾燥），②水を飲みたくなる落ち着かない気分（口渇感），③飲水行動が抑えられない（多飲），の3つに読み分けることである．図 1-1 に図示している．

もし患者に「口が乾燥する」という言い方ができれば，その情報は医師にとってかなり特異的である．気分や行動の話ではなく，純粋に粘膜の状態の話になるからだ．問診としては「パサパサした食べ物，ビスケットとかを食べるとうまく食べられなくて，避けたりしてませんか？」，「すぐ水やお茶を口にして，口を潤したくなりませんか？」など，ちょっとだけ患者にメタ認知をしてもらって回顧させてみるというのがコツである．一般に「口のなかが潤って困る」などということはない．よってこうした工夫がないと，すなわち「口が乾燥しますか？」程度の問診であると，体調の悪い患者は口が乾くかどうかの問いには yes と答えがちである．

口渇感と多飲はセットになることが多い．読み取るときに，このどちらが優勢となっているかを感じておくのがコツであるし，思考の出発点にもなる．例えば，多飲という行動にはあまりつながっていないが口渇感があるとか，口渇感も何も"常軌を逸した飲水行動"が大いに前景に立ってい

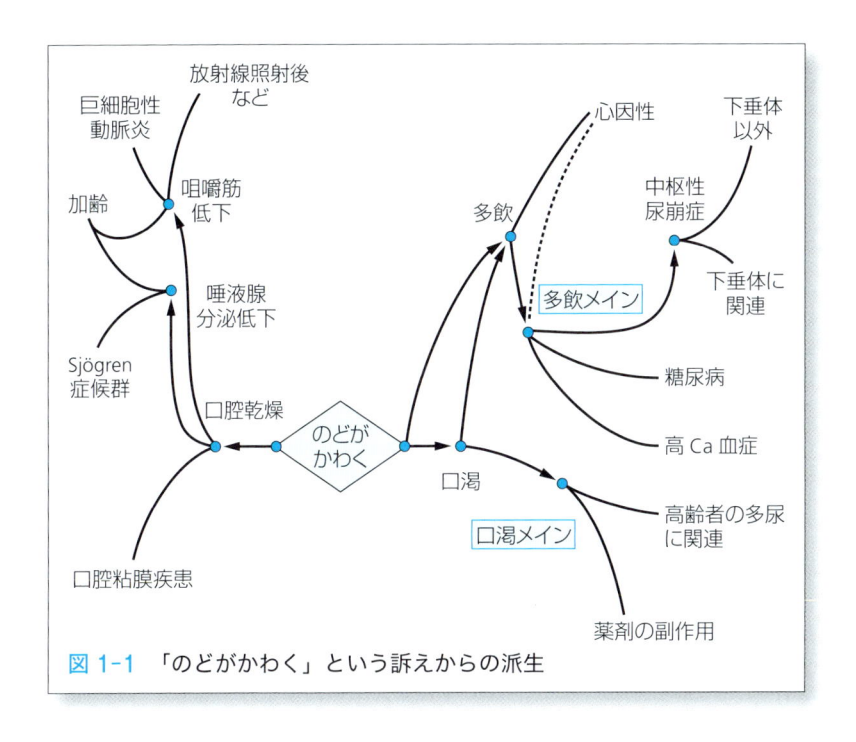

図 1-1 「のどがかわく」という訴えからの派生

る，などである．前者は抗ヒスタミン薬・抗アレルギー薬の副作用や高齢
者の脱水症，後者は心因性多飲や多飲が常態化してしまった中枢性尿崩症
などがその例である．

■ 「のどがかわきました……」の診分け方

この訴えの場合，出発点だけの解説になるとイメージしにくい可能性が
あるので，ある程度は原因となる疾患名や要因のレベルまで述べたほうが
良いと思われる．とはいえ，やはりまずは鑑別疾患をあぶり出すまでの思
考の過程やイメージが大切である．以下は，図 1-1 を元に解説する．

I 口腔乾燥

口のなかが乾燥していそうであれば，次は口腔粘膜と舌の視診を行う．
軽度の唾液腺分泌低下は視診でわからない．乾きを催すほどの分泌低下と
なる原因は，多くが加齢であり，たまに Sjögren 症候群がわかることがあ

る．理屈上は咀嚼筋群の拙劣さでも口腔乾燥となるが，この要因があまり多いわけではないし，咀嚼筋の問題だとしてもやはり加齢が多い．

II 口渇・多飲

とにかく多飲という行動が強迫的・衝動的であって，実際の飲水行動や多量の飲水量が確認できれば心因性多飲の可能性が高い．心因性多飲が病態の primary であれば，高ナトリウム（Na）血症・高カルシウム（Ca）血症となっていることはない．脱水・脱水症を前提としていないからである．むしろ低 Na 血症となって水中毒的となり，ADH 不適切分泌症候群（SIADH）との区別が問題となることもある．ただ，「著しい飲水行動（多飲）」のことを「のどがかわくんです」と言い張る患者もいる．

次に，前述したように，口渇と多飲のどちらが優勢になっているかをみる．

i) 多飲行動＞口渇感のとき

多飲行動を取る者は，たいてい口渇を伴っているはずである．ここでは口渇のことを特に深く査定しなくて良い．多飲をきたす疾患で一番有名なのは糖尿病であろう．原発的に高 Ca 血症が生じている場合にも，多飲という行動で口渇/脱水を補正していることが多い．高 Ca 血症は骨転移（転移性骨腫瘍），多発性骨髄腫，原発性副甲状腺機能亢進症，サルコイドーシス，成人 T 細胞性白血病/リンパ腫などで生じ得る．顕著な脱水でも高 Ca 血症となるであろうが，そもそも多飲の行動が取れている者が脱水の状態とはならないだろう．

多飲の原因として忘れるべきでないのが中枢性尿崩症（cDI）である．cDI の分類の切り口として，特発性，外傷性，外傷以外の続発性，などと分けられることもあるが，ここは心当たりがないのに多飲となるのはなぜかという文脈なのであるからその分類に重要性はない．多飲という症状から「下垂体関連」を想起し下垂体に関連する病因を想定するのを忘れないようにしたい．表 1-5 に cDI の病因分類について示した．

ii) 口渇感＞多飲行動のとき

口渇がメインに思えるようなときも，多飲にも思考を寄せ，図 1-1 を元に派生はさせるべきではある．しかし，多飲行動が読み取りにくいときには次の2つを考える．

表 1-5　中枢性尿崩症の病因分類

- 特発性（一部はリンパ球性下垂体炎？）
- 外傷性
- 外傷以外の続発性
  脳原発の疾患
  　─胚細胞腫瘍
  　─頭蓋咽頭腫
  　─下垂体腺腫
  全身疾患における下垂体病変
  　─ACNA 血管炎
  　─サルコイドーシス
  　─IgG4 関連疾患
  　─悪性リンパ腫
  　─アミロイドーシス
  　─Langerhans 細胞組織球症
  　─がんの転移
  　─結核症

- 脱水の程度や唾液腺分泌低下量自体が軽く，つまり「軽度の口渇」に過ぎないために，多飲の行動を取らせる drive がかかっていない．
- 高齢あるいは一部の精神疾患のため，飲水による行動的補正が十分かかっていない．

　高齢者の単なる脱水症なら，それなりの臨床状況・身体所見などがあるはずだが，口渇が常態化しているなら「高齢者に多尿が起きているかもしれない」と考えると良い．もちろんここには糖尿病や尿崩症なども入ってくる．

　もう 1 つ重要なのは薬剤性である．理屈上は唾液腺分泌低下で説明されるが，それを示す証拠が臨床的に顕性になることはほぼない．また，薬剤が口渇の原因になっている場合には「軽度かつ長期」という性質となっているから，病歴聴取が最重要である．表 1-6 に主な原因薬剤をまとめた．

　把握のコツとしては，これらの薬剤を使うことになる「疾患」の単位で押さえておくことである．例えば，花粉症，皮膚瘙痒，うつ，慢性疼痛，パニック障害，慢性呼吸不全，排尿障害，Parkinson 病，高血圧症といった具合である．患者が口渇を医師に相談する以上，患者は自分の服用中の薬剤のせいで口渇が生じていると自覚できていないことがほとんどである．

表 1-6　口渇をきたす薬剤のまとめ

- 抗アレルギー薬 / 抗ヒスタミン薬
- 抗うつ薬（SSRI や SNRI 含む）/ 抗精神病薬 / 抗不安薬
- COPD 治療薬
- 過活動膀胱治療薬
- 抗 Parkinson 病薬
- 利尿薬
- カルシウム拮抗薬

よって医師は，初診の病歴聴取の段階で，どんな患者か（基礎疾患や既往歴）について見定め始める段階ですでに，使用中の薬剤について想起してしまうほどに目ざとくありたい．

最近はどんどん新規薬剤が世に出ており，アップデートがついていけないのが正直なところであるが，例えば，オプジーボ®で治療中のがん患者，サムスカ®で心不全や囊胞腎の治療を受けている者，ADHD（注意欠如・多動性障害）に薬物治療が試される時代となって処方が増えつつあるストラテラ®やコンサータ®を服用中の患者など，いずれも口渇を自覚し得る．他にもまだまだ多いため，「とにかく疑っておく」というのが臨床医にとっての「御作法」であると認識しておくのが良い．

■まとめ

- 患者の言う「のどがかわいた」をまずは読み分ける．その際問診が重要で，脱水については身体所見や生活状況などで素早く評価する．
- スクリーニングするなら，まずは糖尿病や Ca などの電解質をチェック．問診によっては，中枢性尿崩症や Sjögren 症候群について考慮する．
- 下垂体が障害される疾患を想起する思考を身につけておくと良い．
- 薬剤性を考えるのは，もはや御作法である．

「食べられません……」

■「食べられません……」の患者の受診パターン・触れ込みを考える

　「食べられません……」という触れ込みでくる患者，あるいは複数の訴えにこれを含む患者はかなり多いと思われる．例えば，流行期のインフルエンザ患者は，軒並み食欲不振を訴える．ただ，この場合の「食べられない」は消化器疾患ではない．インフルエンザである．これはウイルス感染の初期にみられる，誘導された炎症性サイトカインが脳に作用することにより，ヒトを全体的に行動を含めて抑制的に向かわせる現象の一環である．そうした行動を sickness behavior と呼ぶこともある．具体的には，なんとなく億劫になり，興味関心が減退し，食欲が落ち日常行動が抑制され，痛みへの過敏や無気力さえみられ得る．かぜ罹患時に，客観的な病状に比して主観的評価が悪いことが多いのはこういうわけである．少し脱線したが，要は「食べられません……」ということを消化器疾患に直結できないということである．

　脳が摂食行動への司令塔になっているのならば，実はどんな疾患でも食欲は低下し得る．疾患・病態を初期段階だけで絞り込むのは難しいから，道筋を立てることを念頭において以下に述べる．

■「食べられません……」に対する初動

　食欲不振を訴える患者をみたら，それが主症状なのかという把握が重要である．なぜならば，すでに述べたように，食欲不振自体は非常に非特異的な症状であるからせめてそれが患者にとって主問題となっていないと要因をすぐに絞り込むことも難しいし，また考えようと思えばいくらでもさ

まざまな要因が考えられてしまう．それでは推論が進まない．

　そこで思考の出発点としては，大まかには「慢性かどうか」である．慢性なら消化管そのものの精査から入りたい，と言いたいところだが，炎症病態なら別である．よって，結局は情報として初期段階から血液検査のstatus を把握しておくのがコツである（その例を**表 1-7** に示す）．慢性であって，炎症病態かどうかで**図 1-2** のように分ける．急性〜亜急性であれば，まずはそれでもなお，本当に食欲不振がメインなのかを確かめるべきである．その食欲低下「以外の」要因が，病態のヒントになることが多いからである．例えばそれが「発熱」でも良い．発熱をきたして食欲不振となってそれが急性〜亜急性の経過という状況ということであるから，おそらく多くの医師が感染症を疑うであろう．思考の出発点というのは，この程度の特異性で良い．特異性は見出せないかもしれないが，方向性は決められる．この差は大きい．「食欲低下」は個人的には「嘔気」と区別してい

表 1-7　「まずは」の血液検査項目のセットの一例

• 血算	• CK
• Alb	• BUN
• AST	• Cr
• ALT	• Na, K, Cl
• LDH	• Ca
• ALP	• 血糖
• γ GTP	• CRP

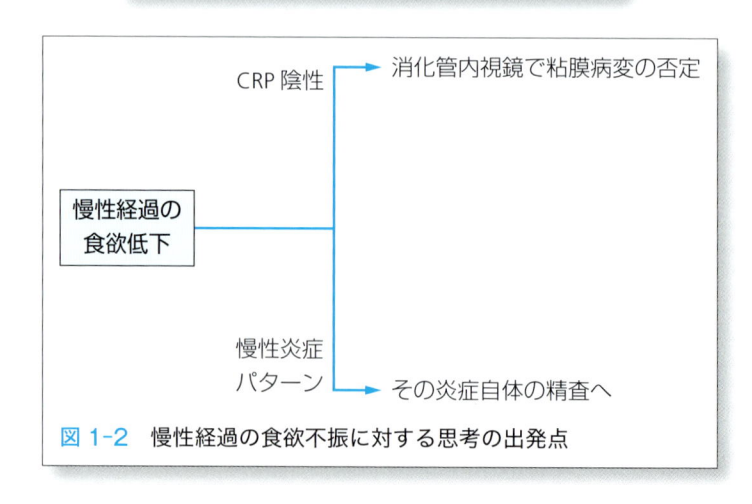

図 1-2　慢性経過の食欲不振に対する思考の出発点

るわけではない．急性の嘔気ですぐ急性胃腸炎と診断してはいけない，というのと本質的には一緒のことを言いたいのであり，つまり急性の嘔気をみたら嘔気以外の症候や経過に注目すべきということなのである．

　ちなみに，やや蛇足かもしれないが，「慢性経過である」と認識できたなら，それはほぼその通り慢性である．しかし，「急性〜亜急性」だと思っても本当に急性〜亜急性の経過であるとは限らない．事実は慢性であって，（多くの場合）患者が「急に」としか認識できずにそのことを医師に述べ，それを訊いた医師がそのまま急性と認識してしまうことは往々にしてある．この点においても，「急性〜亜急性」と思えた場合の初動というのは，とにかくまず全体の事実確認から入るというのが重要である．

■非特異性が高いなか，外せない注意すべき疾患

　あえて各論から考えてみる．初動の思考で重要な要素になるのは疾患頻度である．

Ⅰ　急性〜亜急性経過の食欲低下

- 腎盂腎炎
- 菌血症
- 急性肝炎
- 膿胸
- 慢性硬膜下血腫
- 急性白血病
- 閉塞隅角緑内障
- 腸閉塞

　このリストは，誰もが「急性胃腸炎」と思いたいところで，その裏で「こういう疾患だったらまずいな……」と脳内で巡らすトレーニングをするための道具である．英語を勉強するときに，あまり考えず英文を読んでシャドウィングするように，暇があるときに"眺めて"おくのである．

Ⅱ　慢性経過の食欲低下＋慢性炎症

- 進行がん

- 悪性リンパ腫
- 巨細胞性動脈炎
- 顕微鏡学的多発血管炎
- 結核症
- HIV/AIDS

　このリストの"眺め方"は，どの疾患も rule in するのが難しいものだと思うことである．むしろここで理解しておきたいのは，この「慢性経過の食欲不振でかつ慢性炎症パターン」の場合は，その鑑別は「食欲不振」の切り口では切れず，そうではなく慢性炎症（つまり不明炎症）としての精査あるいは鑑別の見直しを図るほうが上位となるという点である．さっさと食欲低下以外の事柄に注目する（あるいは探す）ほうが良い．

Ⅲ　慢性経過の食欲低下＋CRP 陰性

- 機能性胃腸障害
- 悪性腫瘍
- うつ病
- 脳脊髄液減少症
- 内分泌疾患（甲状腺機能低下症，ACTH 単独欠損症，Addison 病，他）
- Parkinson 病

　このリストは，rule in とか out とかそういう問題ではなく，そもそもその存在あるいは境界が曖昧で，存在しているのかも明瞭でない病態達である．もちろんそれなりに科学的な基準や定義はあるのだが，初期・初回精査の段階ではこのあたりのリストまで詰め切るのは難しい．他疾患を丁寧に除外しつつの診療になるので，慢性経過の食欲低下で炎症病態ではない患者をみたら，そういう覚悟を持つということを決めることができる．

■まとめ

- 初動としては，経過の長短・CRP が陰性かどうか，を切り口に大まかに病態を区分けする．
- ただしその後は，食欲低下単独では初期にははっきりと病態は絞り切れない．

「ふらふらします……」

■「ふらふらします……」の患者の受診パターン・触れ込みを考える

「ふらふらする」というのは，まさしく1語の英単語で表わせない．このようなときすぐに何かの症候学に進んでしまうのではなく，「一体何を言っているのか」の確認にある程度は時間を費やしたほうが良い．

たまに，「足がふらふらする」ことを「ふらふらする」と（だけ）表現して言う患者もいる．そこで，「ふらふらします……」と言って初診にきた患者には，まずは素直に「どこがふらふらするんですか」と問いかけてみると良い．患者がピンとこないようだったら，「足下がふらふらするんですか」とやや closed に尋ねる．ここで，「頭がふらふらするんですか」といきなり聴かないのがコツである．人は，「足はおかしいが，頭がふらふらするわけではない」とは自己認識しやすいが，「どこが原因かわからない場合に，頭がふらふらするかと医師から問われたらなんとなく yes と言いがち」であるものである．患者というのは，足がおかしいことがわかっていれば，足がおかしいのかという問いには正しく yes と言う．しかし，体調全般の不調は脳で感ずるせいか「頭がふらふらする」という訴えをすることは原因によらず多く，かつその要因は不均一である．ただ，頭がふらふららするかもわからないことも多い．よって，いきなり頭がふらふらするかと問うてしまうと，所在が明らかになるのが遅れてしまう．「頭がふらふらするか？」という問いは，感度・特異度もいまいちであり最初に聴く質問とするには効率が悪すぎる．個人的には頭がふらふらするとわかったところで，「非回転性めまい」であるとわかるといった程度の意義しかないと思っている．

逆説的だが，「なんとなく，ふらふらします……」という回答を期待した

いところであり，足下かどうかは問うとして，頭がふらふらするかどうかにはこだわらないほうが良い．

■ 「ふらふらします……」に対する初動

イメージする病態は，
- 下肢の軽度の脱力あるいは錐体外路症状
- 循環の異常
- 炎症の病気
- 運動失調
- 薬剤性

大きく分ければこの5つである．コツとしては，この時点でそれぞれの病態の内訳を考えるなどして<u>疾患名を意識して推論しようとしないこと</u>である．以下，この5つについて順に概説する．

まず，「ふらふらします……」という訴えへの初動における思考の出発点を図 1-3 に示す．前項で述べたように，まず，速やかに「足下かどうか」を把握する．患者自身が「足」の問題だと認識していれば，神経診察に進み神経学的評価を行う．ここでは下肢の軽度の脱力あるいは錐体外路症状の有無を評価する．

その次は循環の異常，特に脳循環の不全を考慮する．その場でバイタル

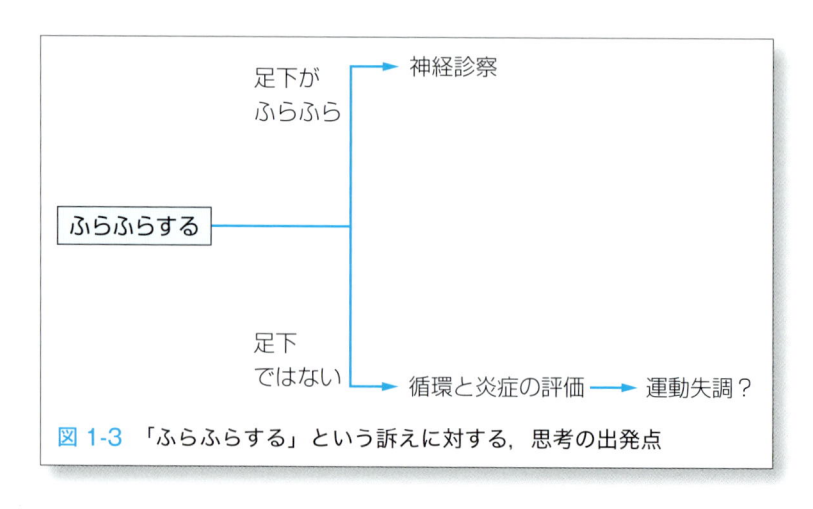

図 1-3 「ふらふらする」という訴えに対する，思考の出発点

サインが異常であるのは論外として，ここでは神経調節障害 / 起立性低血圧の潜在も考慮しておく．炎症性疾患は，熱が主徴であればすぐ気がつくが熱がないときもある．倦怠感がふらふらするという言い方になることがある．

ところで，もし回転性めまいが主訴の本態であるなら，自明だが回転性めまい自体が辛くめまいや吐き気を素直に訴えることが多い．したがって，「ふらふらします」と言ってきた患者に対しては普通，回転性めまいを積極的には考慮しない．しかしながら，軽度の回転性めまい，治りかけの回転性めまいなどでは，微弱な回転性めまいとなり，自覚症状・問診で「回転性」と確定できないこともある．蝸牛症状の有無や平衡障害について評価を加えてみることも必要な場面がある．そうした迷路症状でなさそうであれば（あるいは評価途中，評価不十分であっても），循環と炎症の評価に移れば良い．

評価と言っても，この時点では循環障害と炎症の存在に「目をやる」，「意識する」ということが大事である．「ふらつく」と言われると，医師や職種によっては中枢性疾患やめまい症を想起しがちなこともある．失神をみたときに神経内科医ではなく循環器内科医を呼ぶという感覚に似た感覚を，ここでも持ち合わせていたい．ここでは，循環不全は脳循環不全につながること，炎症は体調不良 / 消耗につながることが，それぞれ「ふらふらします……」という訴えにつながり得ることを認識しておく．

次に運動失調の有無に考えを巡らす．迷路性（前庭性）の運動失調についてはすでに触れたつもりである．ちなみに，迷路性の回転性めまいだけ別扱いするのは，単純に頻度が多いからである．運動失調は他に，小脳性・脊髄性・大脳性がある．これらどれかに分類されるかの評価，ひいては鑑別手順や鑑別診断に関しては専門性が高い．非専門医が，通常外来で実行可能な範囲の評価で良い．

最後に「薬剤性」を忘れない．便宜上最後に持ってきたが，場合によっては最初あるいは他の病態評価に並行して考慮して良い．高齢者などでは通り一遍の問診だけでは不足することがある．記憶の漏れ，お薬手帳の記載不十分，複数の医療機関への受療，用法の誤り，多訴や睡眠障害などの合併，などがその背景である．

■「ふらふらします……」の診分け方

前項5病態のそれぞれについて解説を追加する形で述べる.

Ⅰ　下肢の軽度の脱力あるいは錐体外路症状

徒手筋力テストを行うなかで，打腱器を用い膝蓋腱・アキレス腱反射，Babinski反射などの病的反射を評価する. 異常を検知すれば，下肢だけでなく上肢なども含めて系統的に神経学的評価を行う. その場で見逃したくないのは，運動神経障害を伴う末梢神経疾患，両下肢麻痺／対麻痺をきたす疾患である. Parkinson病・Parkinson症候群も考慮はするが，ふらつき単独が主訴になることは少ないだろう.

Ⅱ　循環の異常

血圧の変動，極端な血圧上昇・低下，頻脈，発汗，起立時のふらつき増悪などは広義にはバイタル異常の範疇である. 緊急性を感じるもの，一過性・one episode的なものについては，救急医学的な対応で良い. ここでは潜在する内科疾患を挙げる.

心臓弁膜症，心筋症，不整脈，などの循環器疾患，甲状腺機能異常，褐色細胞腫，下垂体疾患，尿崩症，尿毒症などの内分泌代謝疾患，そして広義には薬剤性となるが，カルチノイド症候群やカフェイン中毒といった薬剤作動性の循環異常／自律神経興奮なども評価対象としたい.

起立性低血圧を評価すべきとはよく言われるが，評価にかかる所要時間の割にやや非特異的な成果しかないように思える. 臥位からの起き上がり直後のふらつきや動悸の悪化があるかどうかの問診のほうが簡便だろう. 問題は起立性調節障害を認識したあとである.

Ⅲ　炎症の病気

ウイルス感染症，菌血症，結核症といった感染症，血管炎を始めとする非感染性炎症性疾患を考慮することになるが，最初の出発点は，CRPを含む一般的な血液検査項目の確認である. 特に「ふらつく」という自覚症状が主徴となる場合には，身体診察のみで炎症病態の評価について判断は下せない.

Ⅳ　運動失調

　すでに述べたが，迷路性（前庭性）はともかく，小脳性・脊髄性・大脳性かの区別は専門性が高いからでもあるが，ここではとっかかりの方法について述べる．つまり，麻痺もなく一見神経的な異常がなさそうにみえる患者に対し運動失調を検出するためのやり方である．非専門医からみて「おかしい」と思える所見の検知の仕方，詳しい評価（あるいは神経専門医への対診）の対象とするかどうかの判断を焦点とする．それをフローチャート的に以下に示した．①〜⑤で問題がなければ運動失調はないと考えて良い．

① ぱっとみで歩容がおかしければ，評価の対象
　　　↓
② 立ってみさせて，立ったときに姿勢やバランスの異常（傾き，下肢開脚，片足立ちで不安定，など）があれば，評価の対象
　　　↓
③ 両足を揃えての立位をさせて揺れが出れば，評価の対象
　　　↓
④ さらに，揺らして不安定なら，評価の対象
　　　↓
⑤ さらに，そのまま閉眼させて揺れれば，評価の対象

Ⅴ　薬剤性

　自律神経や循環に作働・拮抗する薬剤などを始め，ほぼすべての薬剤がふらつきの原因となる．降圧薬，利尿薬，前立腺肥大治療薬，抗アレルギー薬/抗ヒスタミン薬，鎮静薬/睡眠薬，抗不整脈薬，テオフィリン製剤，下剤，など数限りない．ここで1個1個論じると膨大な記載量になってしまう．

　そこで少し視点を変えて述べる．例えば，患者が3カ月前からふらふらすると訴えたので診察したところ，薬剤歴を訊くとちょうどその頃から近医でジギタリス製剤の内服が始まっていたとする．医療連携にてそれを処方医に指摘したが，自身の処方した薬剤のせいでふらついているということを考慮してくれなかった，という事例．このような医師は多いように思う．これは個々の医師の能力というよりも，「人は自分のしたことは正しい

と考え，いったんそう思うとそれを修正しがたい」という側面・心理機制の表れなのではないだろうか．薬剤性を疑い，中止あるいは代替薬へ変更とするというのは，正しい知識と怜悧な自己批判と質の高い判断力を要するものなのだろうと思う．すると，いま話題となっているポリファーマシーの問題というのは単に「薬を減らそう」というのでは進まないのだろうと思う．自分の経験には限りがあり，自分の常識外のことが起こり得るのが薬剤の副作用である．

副作用が少ないと思われている薬剤でも副作用は顕性となることはある．カルシウム拮抗薬で便秘やむくみを生じる，プロトンポンプインヒビターで下痢や血小板減少をきたす，アジスロマイシンなどのマクロライド系やアモキシシリン・クラブラン酸などの抗菌薬で下痢が出やすい，テオフィリン製剤では頻脈だけでなく神経過敏や睡眠障害があり得る，などと日頃から薬剤の副作用と向き合っているかどうか，その機会が多いかどうか，などが薬剤副作用に気づく力を涵養する．日常診療で，他医はもちろん自分の処方した薬剤のせいで副作用が出ている可能性について意識的でい続けることが大切である．

■ まとめ

- •「足下が」ふらふらするかについては，最初の段階で確かめてみる．
- • 厳密な鑑別，疾患名単位での鑑別，を求めようとすると非効率性が高すぎる．
- • まず，大まかに 5 つの病態のどれかというクラスター分けするということを心がければ，迅速に評価が進む．
- •「ふらつく」と言われると，中枢性疾患やめまい症を想起しがちであるが，あまのじゃく的な心を持って，むしろそうでないものに思いを巡らす．

「かぜが治りません……」

■ 「かぜが治りません……」の患者の受診パターン・触れ込みを考える

「かぜが治りません……」という触れ込みでくる患者は非常に多いと思われる．ここでは，以下の2点の条件で解説の内容をあえて絞ってみる．

① 「かぜ」の初診時のことを考慮するのではなく，「かぜ」とされたけれどもそれが治らないので再び受診したという時点を思考の起点とすること．

② 「かぜが治りません……」という理由が，気道症状（咳，痰，咽頭痛，声枯れ，鼻汁・鼻閉）ではないこと．

よって，「かぜが治りません……」ではなく，今回のテーマは実質 <u>「先日かぜと言われましたがかぜ症状は出てこず，でも体調が良くなりません……」</u> となる．患者のなかには，体調が悪くなってすぐ受診する者がいる．たとえ本当にかぜであっても，まだウイルス血症の症状（寒気，倦怠感，食欲不振など）の段階で受診してしまうと，その時点で咽頭痛（咽頭後壁のリンパ濾胞形成），鼻炎症状，気管支炎症状などがまだ顕性とならないので，その受診時点でどんなに精査してもかぜと診断できない．受診が早すぎて，かぜ症状が揃ったことを確認できないというわけである．とはいえ疾患頻度を苦慮すると，確率判断としては「かぜでしょう」となる．よって「かぜ」と思われるごく初期で受診した場合，あとから気道症状が出・・・・・てこない場合に問題となりやすい．患者が戸惑うからだ．その戸惑いが受診契機・受療行動につながる．

以上，多少の例外もあるかもしれないがまとめると，<u>「かぜ」だという見込みが外れて異例に熱・倦怠感などの非気道症状が主体となってきた場合</u>のことを考えていく．

■「先日かぜと言われましたがよくなりません……」に対する初動

　こうした状況の思考の出発点はまず，他に症状が出てきたかどうかである．むしろ，「本当に他の症状や有意な所見はないだろうか」と考えるところから始めると良い．そのためには，①病歴聴取をすることと，②頻度の高い症候（リンパ節腫脹，頭痛，下痢など）を診察で拾う．それでも何もないときには，躊躇なく血液検査に進む．図 1-4 にそれを示した．

　この場合の病歴聴取は，それなりに"病態"を想定しての聴取のほうが効率が良いと思われるのでそれを表 1-8 に示す．

　ただ，初動では初動であるがゆえに情報が少ない．こういうときは「疾患頻度」も思考の重要な拠り所となる．頻度が多いと思われる疾患に下線を施した（表 1-8）．

■血液検査後の動き

　血液検査（図 1-4）を実施後，その結果のパターンによって疾患を想定して次の病歴聴取の補強，追加検査を行う．その先に「鑑別」がある．丹念に漏れなく進めて詰めていくのはそこからでも遅くはない．また，血液

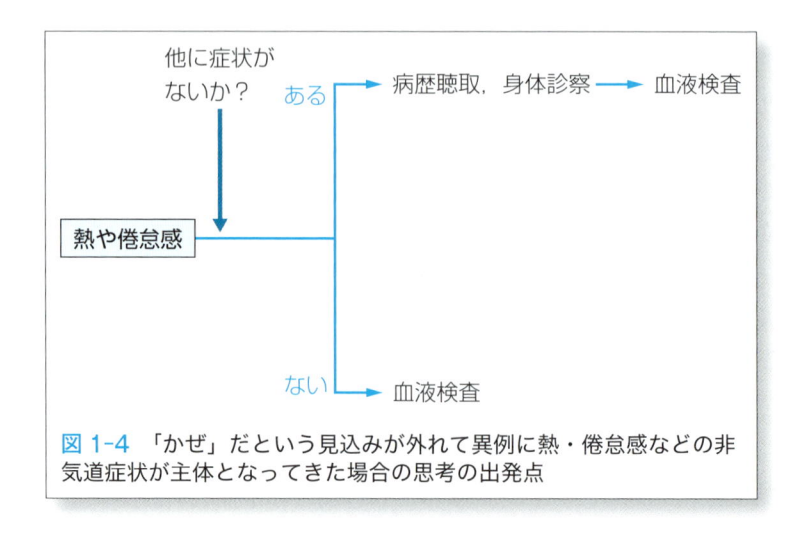

図 1-4　「かぜ」だという見込みが外れて異例に熱・倦怠感などの非気道症状が主体となってきた場合の思考の出発点

表 1-8　図 1-4 における「病歴聴取」の際にチェックする・想起する事項

非ウイルス性感染症	悪寒，戦慄，寝汗，有痛皮疹，口腔内環境，ダニに咬まれたか，など	菌血症，キャンピロバクター（*Campylobacter*）腸炎，急性腎盂腎炎，急性前立腺炎，肺炎マイコプラズマ（*Mycoplasma*）感染症，リケッチア（*Rickettsia*）症，など
ウイルス感染症	性交渉歴，海外渡航歴，頸部のしこり，紅斑，関節痛，筋痛，頭痛，腹痛，下痢，など	伝染性単核球症，サイトメガロウイルス初感染に伴う伝染性単核球症様，急性 HIV 感染症，急性 A,B,C,E 型肝炎，伝染性紅斑，手足口病，麻疹・風疹
非感染性炎症性疾患	リンパ節の痛み，甲状腺の痛み，関節痛，など	菊池病（組織球性頸部リンパ節炎），亜急性甲状腺炎，全身性エリテマトーデス，など

検査だけではなく，「その後」の症状経過によってもパターン別にできる．それを加味して以下に要点をまとめる．

I　肝炎パターン

採血をしてみたら，AST/ALT/LDH/ALP/gGTP が軒並み有意に上昇していたとき

バイタルも含めて septic である，意識レベルが動揺している，CRP が 10 ～ 20 台以上と極端に shoot している，などの場合には素直に胆道感染症や敗血症を考慮し血液培養や全身管理，あるいは転送を考慮する．そうではないときはウイルス感染症が多い．特にそのウイルスが初感染である場合，肝炎を引き起こし得る．肝炎は局所所見よりも熱・倦怠感が主体であるが，私見では倦怠感が高度となる．熱の苦痛，疼痛の苦痛，医師は患者のさまざまな苦痛をみるが，わかりやすく苦痛がみてとれないのが倦怠感である．倦怠感をみるあまり有効な問診はないと考えているが，とにかくだるいかどうかを聴く．「熱よりも痛みよりもとにかくだるいですか？」，「すごくだるいですか？」などと繰り返しいろいろ聴いてみるのである．採血前に肝炎を見抜くとすればこれくらいしかない．

肝炎と言えば「○○肝炎ウイルス」と名の付くウイルスはすべてが被疑ウイルスとなる．すると，急性 A, B, C, E 型肝炎あたりであろうが，これらのウイルスが市中に無差別に存在し人に感染するチャンスがあるわけで

はない．頻度が高いのはやはり Epstein-Barr ウイルス（EBV）とサイトメガロウイルス（CMV）であろうと思う．特に 10 〜 20 代の若年者で EBV，20 〜 50 代くらいの幅広い世代で CMV を想定する．疑う端緒は，幸い肝炎ウイルスと違っていろいろなものがある．伝染性単核球症（IM）あるいは IM 様症候群といった臨床徴候を示すので臨床医にとっては疑いやすいかもしれない．

EBV の初感染に際して，強い生体反応と症状を呈するとき"症候群"となり，それを古典的には IM と呼んだりする．今も使用されている病名である．個人的には，頸部リンパ節腫脹・肝炎・末梢血リンパ球増多が 3 徴であると思っている．これらを使うと病初期から IM を見抜ける．身体所見ももちろん診断には有効だが，IM の場合身体診察で迅速診断は無理である．今日的には QOL の改善を追求して欲しい（合理性），早く良くなりたい（迅速性）という患者からの要請がある．「死ぬ病気でなれければいい」という医師が好みそうな判断だけでは納得されないことも多い．眼瞼，眼周囲がむくむというのはやや EBV-IM に特異的にみえるが頻度は少ない．脾腫も有名だが病初期には顕性とならないことが多い．咽頭痛 / 扁桃炎所見も，重視する臨床医もいるようだが私は決して頻度は高くないように思う．

CMV 初感染に伴う IM 様の症候は，「mild な IM」と理解すれば良い．もちろん血球貪食症候群を起こすような強い reaction を起こすケースもあるが，通常はすべての所見（の強さ）において「EBV ＞ CMV」である．

HIV の急性感染（初感染）も IM 様の症候群をきたすが，基本は濃厚かつ継続的な性交渉を基盤とした history が必要である．先入観は良くないが，本邦では男性間性交渉で感染する機会が多いという事実がある．

マイコプラズマ，クラミドフィラ（*Chlamydophila*），レジオネラ（*Legionella*），リケッチアなどの病原体も，みかけ肝機能異常をきたし得る．

Ⅱ　リンパ節腫脹パターン

診察をしてみたら，リンパ節腫脹を確認できたとき

ウイルス感染か菊池病が多い．ウイルス感染症のうち，目立つほどにリンパ節が腫れるのは EBV，CMV，HIV，風疹ウイルスあたりであって，他のウイルス種はリンパ節腫脹以外の事柄を特徴とする．菊池病は，病態は

頸部リンパ節のリンパ節炎であり,「部位が頸部であること」と「圧痛を伴うこと」を通常とする. 菊池病以外では, 全身性エリテマトーデスやツツガムシ病でもリンパ節腫脹をきたす.

Ⅲ　"後から消化器症状" パターン

経過をみたところ, 初期にはなかった消化器症状が後発してきたとき

特にそれが下痢を中心とした消化管症状である場合, 病態は急性腸炎と言えるが, 初期には高熱や頭痛のみで後から腸炎という経過はキャンピロバクター腸炎を想起させる. 最初の数日は, キャンピロバクターを想起できなければただの熱性病態となってしまうから容易に「先日かぜと言われましたがよくなりません……」となり得る.

Ⅳ　頑固な頭痛パターン

経過をみたところ, 頭痛が前景に立つように思われたとき

ウイルス性髄膜炎を意識してみる. 前述のキャンピロバクター腸炎の腸炎症状に先行する頭痛も考慮して問診を重ねる. さらには, いわゆる「非定型肺炎」をきたす病原体による感染症では頭痛がコモンである. マイコプラズマ, 肺炎クラミドフィラ, レジオネラの他, オウム病をきたすオウム病クラミドフィラ (*Chlamydophila psittaci*) やQ熱をきたす *Coxiella burnetii* などはいずれも頑固な頭痛をきたし得る. 頭痛が前景に立つと, 本来の症候, すなわちキャンピロバクターなら腸炎症状, マイコプラズマなら呼吸器症状, などが過小評価されてしまいがちでありこの点を初動では意識したい.

■まとめ

- 「まだ数日」程度でかぜが治らないと医療機関に再診をする患者は近年多く, 社会の要請に応える形で, こうした「発症まだ間もない」段階での思考を駆使せねばならないことがある.
- 情報の少ない初動時は, 網羅が難しいからやはり「頻度」を軸に思考を組み立てるしかない.

Section 9

「眠れません……」

■「眠れません……」の患者の受診パターン・ 触れ込みを考える

　ここではこれまで通り，初めて「眠れません……」と訴えてきた患者について考える．ただ，「睡眠障害には入眠障害と熟眠障害があって……」などと述べる場ではない．そうではなく，患者が初めて「夜間に眠りを妨げられる」という問題に対して，どう考えるかの思考アプローチについて述べたい．

　身体的理由で「夜間に眠りを妨げられる」というのは，少し状況が限られる．大きく分けると，呼吸・循環・疼痛の3つである．別の言い方で切ると，「低酸素」と「身体不快」の2つである．さらにその共通項でまとめてしまえば，「交感神経活性化」である．

I　低酸素

　状況としては，睡眠中に間欠的に低酸素が生ずるものの，概ね再びまた酸素化が得られて睡眠状態となる，というのを繰り返している状態である．この場合，低酸素自体は重度でなくても，また短時間であっても，反復すれば生体にとってストレスとなり「病態」が始まる．そのさまざまな生理学的反応についての詳細はともかく，一過性の覚醒現象が頻回に起こることにより正常な睡眠構築が崩れて睡眠が中断されることから，「日中の眠気」というのはその代償機転そのものというわけである．要は夜間に眠りが妨げられ，結果として患者の訴えとして「眠れません……」となる．

　睡眠中というのはそもそも正常人であっても，非常に微妙・絶妙なバランスの調整のうえに安定した睡眠・呼吸状態の維持がなされている．よって，何らかの理由でちょっとでも病的な要素が入ると，容易にそのバラン

スが破綻する方向に向かう．例えば，気管支喘息 /COPD，心不全，睡眠呼吸障害，などがもたらす生理学あるいは解剖学的変化が代表的な要因である．

　若干の論理飛躍があるのを承知で言うが，「眠れません……」となる患者をみたら，低酸素血症を及ぼしかねない呼吸・循環の障害があるかもしれないとみるようにすると良い．

Ⅱ　身体不快

　入眠困難の有無はともかく，いったん睡眠に至ったにもかかわらず途中で覚醒を繰り返すような「身体不快」がある状態である．一番多いのは一言で言ってしまえばストレスであるが，それが「疼痛」という表現となる場合が理解しやすいだろう．とりわけ慢性の疼痛は，眠りを妨げるほどの身体不快を及ぼす．慢性疼痛の要因としては，がんや多発性骨髄腫のような悪性疾患，線維筋痛症などの一種の疼痛性障害，関節リウマチのような疼痛をきたす炎症性疾患，などがある．ただ，これらは「痛い」ということが前面に出ているはずで，そもそも眠りが十分でない理由は明白であるから，患者は眠れないと相談はするかもしれないがなぜ眠れないか問うてはこないだろう．

　よって，「（どういうわけか）眠れません……」といった種の相談を受けるときは，もっと隠された要因を探ることになる．その場合私の考える要因は広い意味で「不随意運動」である．脚むずむず症候群や，Parkinson病などを考えておく．Parkinson病においてうつや睡眠障害を伴いやすいことは教科書的である．うつや睡眠障害はともにParkinson病の非運動症状としてよく知られていて，要するにParkinson病で運動症状発症前から睡眠障害を伴うこともよくあり，そのためParkinson病とわかる前に睡眠のことで悩むこともあるわけである．例えば「眠れません……」という患者にどうしてかを考える場面があったとして，少しでもParkinson病の初期かもしれないと思えれば，ごく軽微な運動症状を診察で拾えるかもしれない．運動症状のない睡眠障害患者全例でParkinson病を疑うのは効率が悪いが，運動症状を確認する際に，診察前確率を上げる効果があるかもしれない．

■「眠れません……」の患者へのアプローチの実際

　ここまでに挙がった疾患，病態について，比較的特異的に，やや攻めた問診をすれば良い．まず喘息と心不全を確かめる．これらは「疑わしいかどうか」をすぐ特定しておきたい．ただ，この確認の方法に特殊なことはない．表 1-9 と表 1-10 を参考にされたい．

表 1-9　気管支喘息があるのかを確かめたいときに尋ねる問診事項

- 小児期を含めた，気管支喘息の既往
- 慢性咳嗽の既往
- 他の，何らかのアレルギー歴
- 喫煙状況（受動喫煙も含めて）
- 気管支喘息の家族歴
- 夜間・早朝に喘鳴・呼吸困難・咳嗽がひどくなるが，日中は楽になる
- 病悩期の季節（春や秋などの季節の変わり目かどうか）
- β 遮断薬の内服や新規開始の有無

表 1-10　初診患者に対する，心不全徴候の有無を診分けるためのチェックポイント

- 心不全の既往，入院歴
- 心疾患で循環器内科かかりつけあるいは循環器薬の処方を受けている
- 弁膜症や心房細動の既往
- 心疾患の家族歴
- 放置された高血圧症
- 何年も健康診断を受けていない
- 日中にも軽労作で呼吸困難
- 塩分の高い食べ物を食べる習慣
- 体重増加

■まとめ

- 患者の言う「眠れません……」はさまざまに読み解けるが，最重要点は隠れた喘息と心不全を拾い上げることにある．
- 気管支喘息と心不全が，「日中元気で夜苦しい」となる疾患であることを認識する．
- 患者が「眠れません……」を訴えたら，まず入眠剤を処方するのではな

く,「いま」ではなく夜間に起こっていそうなことを, 病態生理学的に思いを馳せるようにする.

- 「夜間低酸素」の様相がなさそうであれば, Parkinson 病の初期かもしれないと考えてみて問診・診察をし直してみる.

「足がむくみます……」

■ 「足がむくみます……」の患者の受診パターン・触れ込みを考える

　他の項目においても，いや，臨床における判断全般において普遍的に言えることだが，自分がどの診療の場にいるかを認識することは，極めて重要である．都市部から離れた診療所なのか，逆に都市部のオフィスクリニックなのか，その地域一帯で入院できる施設がそこしかないような総合病院の一般内科外来なのか，往診先なのか，精神科単科の病院内における内科診療なのか，1,000床以上の大病院における総合内科外来なのか，三次救命センターなのかなど（これで言い果せたことにはならないが）自分のいる場によって，診療は変わる．想定する疾患，すべき検査，紹介基準，治療内容，再診可能性や再診時期など，すべて違ってくる．英語ではこうした診療の場・枠組みを便利な単語で表現できてセッティング（setting）と言う．診療のセッティングを意識することは臨床では必須というか，もはや常識である．医師は，案外ずっと一所で診療しないものだ．クリニックの院長ですら，例えば医師会の休日診療所勤務などをすることもあるだろう．

　さて，これを言ったらキリがないところでもあるが，殊に今回のこの「足がむくみます……」の訴えに関しては，セッティングによって想起する病態や検査プランがかなり異なってくる．それを言う背景として，「足がむくむ」と言って受診する患者の大多数が本来的に病気ではないということがある．私見になるし，またそういう統計もみたことがないが，「かぜをひいた」と言ってやってきた患者と「足がむくむんです」と言ってきた患者とでは，後者のほうがより何でもない確率がかなり高いと思われる．大多数の「足がむくむ」と言ってきた患者の足は，浮腫がないか，あるいは実際に有意な浮腫があったとしてもその原因も特に問題ないものである．この

陳述に「そんなことはない」と反論するなら，臨床医として相当抜け目ない医師か，あるいは大きな総合病院で勤務している医師かだろう．いわゆる referral center（紹介を受ける病院）に勤務していると，疾患や症候本来の疫学が狂う．逆に referral center の医師からすると，プライマリケアセッティングの医師の"取り逃し"が目につくかもしれない．

　結局何が言いたかったかというと，受診してしまったのであるなら，ある程度のところまでは検査を実施せねばならないが，ただ実際には大多数の患者が病気ではないという現実があるということだ．このこと自体が混乱の元になっているときがある．このあたり，表 1-11 にもまとめたため参考にされたい．

■ 浮腫の診分け方

　初診時，初期評価の迅速性を重視した浮腫の診分け方を説明する．そのために，「全身性か局在性か」と「炎症があるかないか」でざっくりと 2 × 2 ＝ 4 分割して考える（図 1-5）．これは病態生理と解剖を同時にラフに把握する良い方法である．

　まず，図 1-5 の"眺め方"であるが，①と②の象限だけをみればわかるように，局在性のある浮腫はひとまず病的と考えたほうが良い．局在性の把握も問診および簡単な診察で確認可能であり，このあたりは初期評価に向いていると言える．把握は，診察開始後 1 分以内には可能と思われる．

　ただ，「局在性」といっても浮腫の場合はいろいろある．こだわると到底

表 1-11　浮腫の診療の難しさの背景となる事柄

- 患者の，根拠のない or 理解不足による，浮腫への不適切な恐怖
- その割に，病的であることが非常に少ない
- ただし，病的である場合にはなんらかの比較的重大疾患・治療を強く要する疾患であることが多い
- 紹介されて総合病院などで精査を受けると，そうした疾患がみつかることも多い（大病院のバイアス）
- まとめると，「ファーストラインの診察ではじかれる患者がかなり多い」
- 「大多数の病的未満の人」と「ごく少数の，重要疾患を持つ患者」の比率で診療せねばならず，推論がブレやすく一定した確率判断が難しい

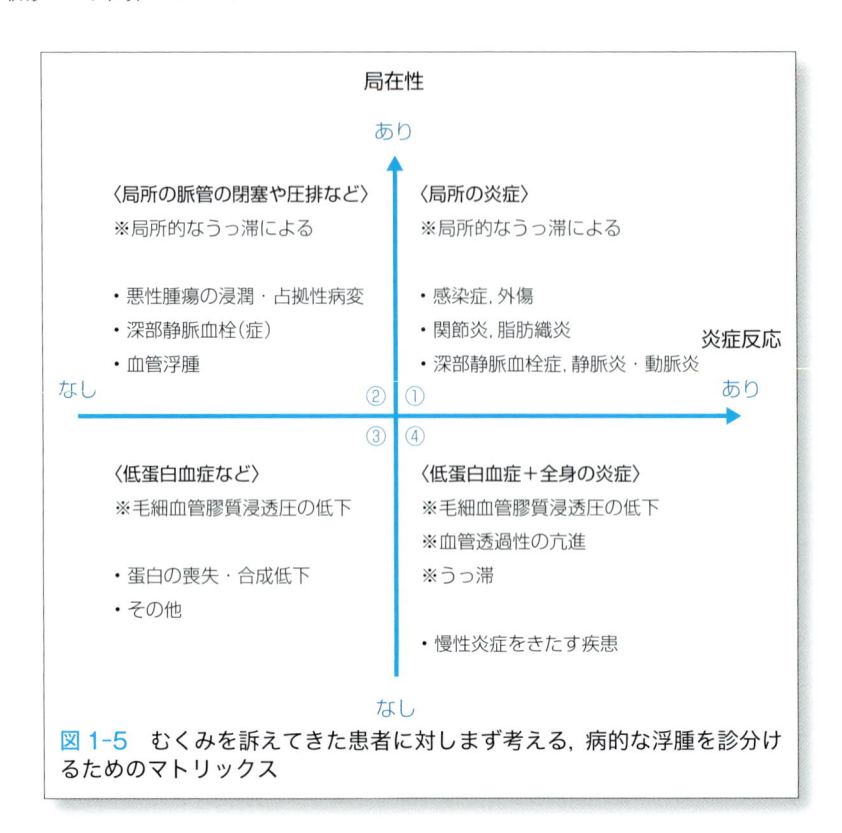

図 1-5 むくみを訴えてきた患者に対しまず考える，病的な浮腫を診分けるためのマトリックス

一般化できないが，ここではごく初期の迅速評価を話題にしているから，どちらかという取りこぼしが少ないほうが良い．例えば，両下肢浮腫で，やや左右差がみられる場合などはひとまず局在性があるとしておいても良いかもしれない．

炎症反応の有無の把握に関しては，発熱，局所の熱感・発赤などで類推するか，血液検査上で CRP が陽性かどうかで決める．

Ⅰ ① の象限

この象限に入る病態は局所で炎症が生じている場合を想定している．炎症自体の成因は問わない．炎症の原因が何であれ，局所に炎症があるためにその領域より遠位の静脈還流がうっ滞し，浮腫が生じるのである．例えば，一側の「足のむくみ」を訴えて受診した患者．しかし診察すると同側の膝関節炎だったというのがそうである．膝関節炎が主病態であり，それ

に伴う変化として膝以遠が浮腫を呈したというわけである.

Ⅱ　②の象限

　この象限は，①との対比で考える．炎症病態そのもので起きているわけではないものが入る．血管浮腫を除けば，おそらくほとんどが静脈・リンパ管の物理的な圧迫か静脈血栓などによる「閉塞性のうっ滞」である．悪性腫瘍は炎症ではないのかという指摘はもっともだが，ここでは臨床的に考える．悪性腫瘍が先に発生し，それが浸潤・増大傾向にあるということを言っているのであり，がん種によっては二次的に炎症反応を呈する場合もあるだろうし，また浸潤に際して漿膜や軟部組織などに炎症を引き起こすことはあるだろう.

　血管浮腫に関しては，足だけの血管浮腫は個人的にはみたことはない．血管浮腫が「足がむくむ」という主訴にはならないと思われるが，理屈としては局所的で炎症病態ではない浮腫をきたす.

Ⅲ　③の象限

　臨床的に言えば，③に入る多くが低蛋白（アルブミン）血症による全身性の浮腫である．初期評価では局在の把握が先になるということはすでに述べたが，「足がむくむ」という主訴できたらまずはそれを文字通り足だけと受け取らずに，全身性かどうかの把握に努めるというのが実践的である．そのほうが③を定めやすい.

　具体的にはまず下腿～足部を観察する．なぜなら診察室でお互いが椅子にかけたまま確認しやすいからである．初めに下腿をみさせてもらい，視診と触診で浮腫の有無を確認する．浮腫があれば，ソックスや靴を脱いでもらい足背の状態や足趾先端まで色調をみておく．その最中に問診で「もも（大腿）や陰部までむくむか」，「お腹も張ってきたか」，「まぶたや顔までむくむか」を確認する．ここまでの確認でおおむね yes であれば，全身性の浮腫を疑い血液検査に進む．その際の検査項目の例を表 1-12 に示す．これらを全部調べると“フルオーダー”となってしまうため，実際には個別の状況に合わせて検査を組みたい.

　そもそもこれらは覚えるものではない．低蛋白血症となる病態生理を考えるべきである（表 1-13）.

表 1-12 全身性の浮腫の原因を知るための諸検査

- バイタルサインの測定
- 尿検査
- 血液検査
  - アルブミン
  - 肝機能
  - 尿素窒素・クレアチニン
  - CRP
  - 血算
  - BNP
  - TSH, freeT3,4
  - コレステロール
- 胸部単純 X 線写真

表 1-13 低蛋白血症の病態生理の概要

- （栄養・食事などの）摂取不足
- 喪失
  - 蛋白尿
  - 腸管からの漏出
- 合成障害
  - 合成低下（微量元素摂取不足やビタミン欠乏など）
  - 他の蛋白の著増によるアルブミン合成の抑制
- 異化亢進
  - 炎症や悪性
  - 代謝異常
- 体液貯留（心不全など）

　このなかで「喪失」の病態が一番重要である．蛋白を喪失する病態としては，蛋白尿として出る・胃腸から出る，の２つを想起する．それぞれネフローゼ症候群，蛋白漏出胃腸症という病態名に対応する．後者はややコモンとは言えず，前者は一般的かつ重大性の高い病態である．一次性のネフローゼ，あるいは二次性であっても尿蛋白量が多ければ，普通は血圧が上昇している．よって血圧には必ず注目する．同時に心不全の有無も考慮する．腸管からの蛋白漏出は，初期には「想起する」ということ自体に重きをおく．この病態は疑うのも除外するのも難しい．逆に言えば，最終的

に考慮するのでも良い.

IV ④の象限

　ここに入るのは，慢性炎症をきたす疾患全般である．浮腫の鑑別をするのではなく，その炎症の精査をしたほうが良い．その際，①の派生で考えるのではなく③の派生で考えると良い.

■まとめ

- まず問診で局在性か，炎症性か，などを類推しつつ，実際の浮腫の有無を視診と触診で確認する.
- 引き続いて，浮腫が全身性かどうかを定めながら，血液検査なども実施して炎症反応の有無について把握する.
- 全身の浮腫であれば，蛋白尿 / ネフローゼかどうかを速やかに評価する.

flank pain（片側の側腹部痛）

■ 「flank pain（片側の側腹部痛）」の受診パターン・触れ込みを考える

「flank pain（片側の側腹部痛）」というのは，腹痛の領域の問題ではない．捉え方である．解剖学で定義されるというより，臨床用語である．"flank pain" には対応する良い日本語直訳がない．"flank" は "side" と同義で，それであれば「側腹部痛」が一番近いかもしれないがそれでも実際には臨床で "flank pain" という語から派生するニュアンスはもっと広い．

とはいえ定義を述べてみる．普通は片側の側腹部の疼痛のことを言い，上は肋骨，下は腸骨稜，前は前腋窩線，後ろは後腋窩線で囲まれる領域の痛みのことである．前は中腋窩線とする考え方もあるらしいが，前腋窩線にしておくほうが実践的である．

ただ，flank pain のこの "領域" は広いだけに症候学的な推論としては難易度が高い．上は胸郭・胸膜，下は骨盤内，前は心窩部〜上腹部〜下腹部，後ろは後腹膜臓器，のそれぞれに由来する可能性がある．解剖学的な話だけでなく，病態生理学的な軸なども噛み合わさるため，"flank pain" というのはかなり多岐にわたる広大な鑑別疾患が想定されることになる．一見，"flank pain" と認識したところで容易に絞りきれるわけではないこの語が，なぜ臨床で使用されるのだろうか？

この用語が活きてくるのは，何と言っても初診である．"flank pain" というのは，診断や病因を絞り込むためだけの用語ではない．局在が絞りきれない段階において，触れ込みの情報に釣られないようにするためのアラート的な概念である．例えば，今朝からの悪寒戦慄を伴う急な高熱と「右下腹部」痛という触れ込みに対して，虫垂炎に飛びついて思考をクローズしてしまうことのないようにしたい．虫垂炎と急性腎盂腎炎とでは，重大

さの比較は難しいが，初動の早さの重要性は後者のほうが高い．「熱＋右下腹部痛」という組み合わせをもって，否定できないというだけで「無用な外科紹介」，「虫垂炎の除外への拘泥」に時間を費やさないようにしたい．

卒前教育のおかげなのか，虫垂炎が否定できないということへの一種の過敏症が日本の臨床現場には蔓延っている．教育が古いのではないかと思う．近年はエコーや CT の普及と技術の向上もあって早期発見が可能である．さらには，国民や社会の要請もあってそれに対する医療者の即応として "defensive medicine" の傾向が強くなった．つまり，初期・軽症にみえても intensive workup を行うスタイルの医師が増えたように思う．すると，採血検査や画像検査の閾値は下がり非外科医が診察するまでもなく初期の虫垂炎の診断機会が増加する．こうしたことを反映してか，末期的あるいは進展が進んだ真の意味で緊急性がある虫垂炎は随分減った感がある．それなのに未だに「虫垂炎→緊急手術」の図式から離れられず，この "教義" 以外の意見を言おうものなら頭がおかしいと思われてしまう始末である（今日的な憩室炎も，同様の理由でもはや外科疾患ではないと思う）．

急性腎盂腎炎のほうがよっぽど急速に致死的なこともあり，また発症パターンも多様であるように思われる．急性腎盂腎炎のほうがよっぽど教育やトレーニングの余地や甲斐があるように思う．未だに急性腎盂腎炎は，「尿路感染症」というゴミ箱診断の周辺にあって，検尿での膿尿や細菌尿および熱といった単純思考で診断されているだけである．精度が悪いから，初期の早期診断も苦手なままだし，過剰治療も多い．要するに「尿路感染症」というのは舐められているのである．悪寒と嘔吐のみで発症する急性腎盂腎炎もあるというのに．

脱線したが，flank pain はむしろ複数の鑑別をキープしておくためのスローガンであり，可能性に応じて診察や検査を始め多少見切り発車で診断を決めてそれが違ったとしても，同じ flank pain を呈する疾患に戻ってくれば良い．

局在にこだわるのは臨床医としては当然であり，ただし現実には，①初期すぎて局在がわからない，②患者の訴えが曖昧すぎて局在がわからない，などの事情から局在がわからないまま進めていくことが必要になることは多い．私が強く異を唱えたいのは，こうした場合に局在がわかるまで立ち止まることである．flank pain は曖昧さを含んだ概念であり，flank pain

は flank pain のまま進めていくのが良いのである.

■「flank pain（片側の側腹部痛）」に対する初動

これに関しては，こだわれば紙幅をいくら費やしても書き足りなくなる．そこでここでも迅速性を重視し，初期に有用な簡略化した初動について説明する．

診察に先立って常日頃から意識すべきは，解剖学的な盲点である．これを克服するため，いくつかにまとめたものを**表 1-14** に示す．

表 1-14　flank pain に対する思考の出発点

A）片側の下腹部痛は，その「後ろと下」にも思いを馳せる．
B）側腹部痛だと思っても，側胸部痛かもしれない．
C）flank pain 内のある部位の痛みであれば，flank pain 内の他の部位の解剖臓器に思いを馳せる．
D）局在が不明瞭なら，局在特定にこだわらず，病歴や病態生理に戻るべき．

この**表 1-14** は，そのまま現場での思考の出発点にもなる．A）は例えば左下腹部痛をみたら，同側の後腹膜臓器，そして骨盤底近くや卵巣・卵管や陰嚢などの部位も想起すべきということである．B）の背景には，述べたように flank pain のカバーする領域が胸郭にも及び得るということがある．例えば発熱と CVA 叩打痛陽性の患者が腎盂炎ではなく胸膜炎を伴う肺炎だった，などという場面がそうである．C）は A）の発展型の亜型である．D）は flank pain の概念のそもそも論（前提）として，局在が定められないまま進ませる考え方であり，局在を検討してもただちにわからず不明瞭ならば，そうした解剖の軸でいくのではなくむしろ病歴や生理学で考えるほうが答えがみつかる．急性かどうかとか，随伴症状などから考えるべきケースも多い．

■「flank pain（片側の側腹部痛）」の診分け方

思考の出発点は，flank pain が突然で激しいかどうか，である．そうでない場合は，少しゆっくり考えられるが，熱や炎症があるかないかでいくと良い．

I 突然で激しい flank pain のとき

図 1-6 に，突然で激しい flank pain に対する初動における，思考の全体像を示す．出発点はとにかくまずは，バイタルサインである．細かな数字にはこだわらず広く取って良い．素早い病歴聴取を組み合わせて考えるのも良い．血圧低下や上昇，状況に見合わない頻脈や頻呼吸があれば不安定とみなす．

バイタルサインがそれなりに保たれていると思われるときは，次の注目点は患者の「痛がり方」をみる．

身の置き所がなく動き回ることさえあり，突然の痛みに戸惑って混乱し不安になっている場合は，頻度も加味して腎・尿管結石発作であることが多い．痛すぎてぐったりしているときもあるが，冷や汗をかいて若干の焦燥がみられて落ち着かないのが特徴である．要するに（患者当人にはたいへん恐縮だが）痛いだけなのである．痛みと闘い，痛みから逃避する，といった強い自律神経症状と捉えても良いかもしれない．痛みに対してまだまだ生体が活動的である印象である．

一方，一見静かで体動は少ないが痛みが強いもの，苦悶が強く静かであるのに余裕がない様子の場合は，再度深刻な疾患から慎重に鑑別したい．

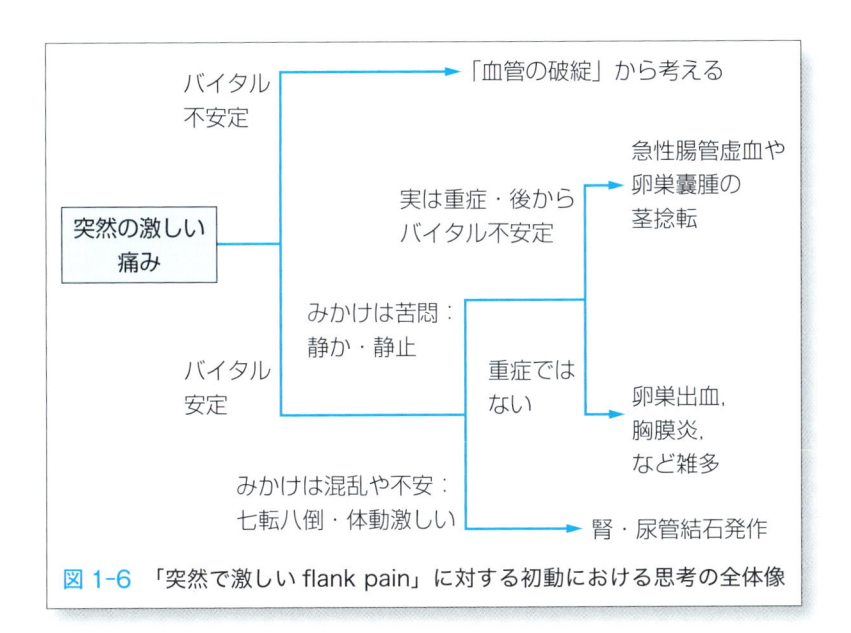

図 1-6 「突然で激しい flank pain」に対する初動における思考の全体像

こちらは，痛みと闘うという様相ではなく，生命の危機なのかだんだん弱っていくイメージである．患者の症状の推移や状態の経過に注意を注ぎ続けるべきである．

Ⅱ　flank pain だが突然で激しいわけではないとき

　個人的には初期段階で血液検査を組み込んでおくべきと考える．

　発熱が主体だったり，炎症反応が高値であれば感染症から考えねばならない．どの感染症かの推定は，flank pain の領域内の解剖から考える．具体的には，肺炎，胸膜炎，膿胸，腎盂腎炎，胆囊炎，肝周囲炎，虫垂炎，腸腰筋膿瘍，骨盤内炎症性疾患，前立腺炎，などである．解剖で考えるとは，迷えば画像検査をするということである．患者の症状をよく聞き，局在を確かめ画像検査で疼痛の所在を確認するプロセスである．

　炎症が陰性の場合は，筋骨格疾患や機能性疾患であることが多い．軽症の尿路結石であることもある．また胆石発作のこともある．

　上記の中間と考えられて，比較的重要な疾患に「腎梗塞」がある．中年〜高齢，心房細動の患者に多いが，基本的には当初腎盂腎炎とされていることが多い．治らない，あるいは疼痛が強いので造影 CT を撮ったら境界明瞭で比較的広範囲の腎臓造影欠損・不良域を認めるときに疑う．突然発症で痛みが激しいなら Ⅰ のプロセスに進めば答にたどり着くが，突然だが疼痛が割と許容内であるとき腎梗塞を忘れないようにしたい．高齢者は疼痛に対して鈍いことも考慮する．腎梗塞では高 LDH 血症になっていることが多い．また，血栓あるいは線溶系が発動する際に炎症を惹起することもあり，こういった点も腎盂炎とされがちな背景となっている．応用編として，腎梗塞で初発した感染性心内膜炎がある．

■まとめ

- flank pain という語は，疼痛の局在を示す語ではなく，臨床用語である．
- flank pain の指す領域は広いが，flank pain の領域内の痛みは，局在がわかりにくいことが多い．
- あえて疼痛の局在を決めずに曖昧にして，flank pain は flank pain のまま初動を進めていけば良い．

関節痛

■ 「関節痛」の受診パターン・触れ込みを考える

　「関節痛」が主訴で受診する患者は，普通，整形外科へ行く．病院の場合，受付窓口で関節痛を訴えていたら整形外科へ回すというのがリアルな現状だろう．患者がわざわざ「内科」を選ぶときというのは余程で，整形外科で解決しないとか他医や周りの勧めとか，TV や自分でネットで調べたときなどかもしれない．よって，内科医が関節痛が主訴の患者をみるという状況というのは，ある程度診立てが進み，つまりまったくのピュアな初診ではないことが多いかもしれない．この点は，「関節痛」の受診触れ込みを考えるにあたり少し留意に値する．そこで関節痛を考えるに際し，状況別に分けて考えるということをせざるを得ない．

　"触れ込み"という点では，「そもそも関節なのか」が議論の的になりやすい．これは重要だがリウマチ学では古典的な問いであり，当然，教科書的記載はすでに多い．"受診パターン"に関しては，先に述べたように，整形外科にくるものこないものとでだいぶ景色が変わるだろう．整形外科的な症候の初診患者を含めた解説となると，ここでそれを述べ切るには紙幅の問題と筆者の力量という点で限界がある．よって，整形外科総論と，患者がまず整形外科を受診するという状況である"本当の初診"のことについては思い切って省く．

　関節の分布で鑑別するというのもリウマチ学の基本中の基本であり，学生・研修医といった初学者，非専門医，一般総合医なども含めて古典的かつ重要な鑑別上の区分け法である．これに関してもあえて筆者がここで何か述べることはない．

　本項では，関節に関する問題に関して，少し別の切り口や視点を提案しそこから読み解くという試みを行う．

■ 「関節痛」に対する初動

そこで表1-15に示すような大まかに3つの状況に分けることにし，この区分けをここでの「関節痛」に対する思考の出発点とする．

さらにこれを図で示し直す．図1-7では，整形外科を経由しない，あるいは整形外科を受診後の「関節痛」に関する思考の出発点を示してみた．

初動という点では，バイタルサインの不安定な患者はここでは論外で，関節がどうであろうが生理学的異常への対処が必ず優勢である．

きれいな場合分けをしたいわけではないが，

- 一見して整形外科疾患らしくない
- 関節が腫れているかどうか

表1-15　「関節痛」に対する思考の出発点としての3つの状況

- 立てない・動けない
- 痛くて辛い・制限がある
- 気になる / 心配・制限はない

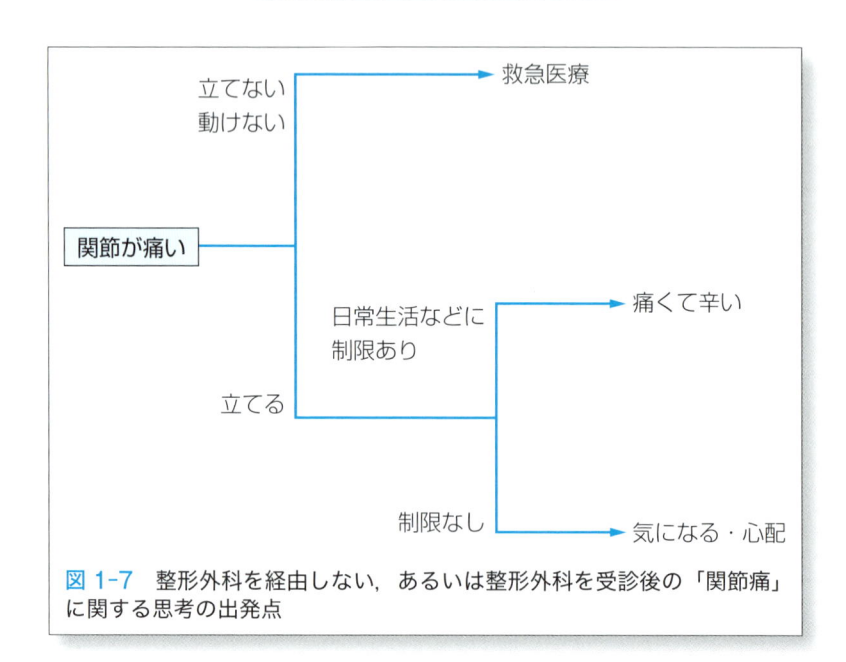

図1-7　整形外科を経由しない，あるいは整形外科を受診後の「関節痛」に関する思考の出発点

などは，初動時の思考の軸として重要かと思われる．「一見して整形外科疾患らしくない」というのは，非常に感覚的な言い方で恐縮である（診断など，何もわかっていない状況での初動・思考の出発点ということにおいては，こういう"感覚"を使うというのは素早さに貢献できるため非常に重要であると思っている）．「整形外科疾患らしくない」というのはあえて言えば，「外傷が関連しておらず，熱がある，皮疹があるなど関節痛以外の身体症状が合併・随伴している」といったものである．関節が腫れているかというのは，突き詰めればその判断は専門性の高い話かもしれないが，"素人目"で良い．ぱっとみで明らかに腫れているかで良い．

あるいは別の眺め方として，「関節痛だけかどうか」というのがある．例えば，「関節痛＋皮疹＋発熱」といった組み合わせで受診してきたとして，患者の主たる訴えが関節痛だとしても残りの「皮疹＋発熱」で考えるほうが鑑別するうえでは実りがある．この感覚は重要であり，関節痛にとらわれて全体像を見誤らないようにしたい．

関節痛とその他の症候・症状・所見があるとき，関節から考えるのが整形外科医，（発熱と同様に）関節痛以外の症状・症候・所見から考えるのが一般内科医／非専門医，両方から同時に考えるのがリウマチ医である．

■ 「関節痛」の診分け方

図 1-7 をもとに考える．

I 関節が痛くて立てない・動けないとき

この状況は，ある意味迷いがない．医療機関によっては救急医療の適応だからである．が，少しこの状況を考えてみる．外傷や骨折でもないのに関節が痛くて立位や体動が困難というのはどういう状態であろうか．

1つは，下肢荷重関節（股・膝・足関節）の強い炎症である．満足に支えられないほどであるから，化膿性関節炎などが発症している可能性がある．もちろん結晶性関節炎の頻度は高いが，確定できないうちは化膿性関節炎から考えるべきである．

もう1つは，高齢者や慢性疾患あるいは免疫不全の患者が次のIIの項のことに陥った場合である．

Ⅱ　立てるが関節が痛くて辛く，日常生活に制限がある

　かなり多くの状況がここに含まれる．関節痛以外の症候があるか，それは何か，関節は腫れているか，関節痛の分布・罹患部位，急性か慢性か，といった症候学的なアプローチから始まり，生活・社会歴，家族歴，性交渉歴，海外渡航歴，血液検査といった情報から総合的に考える必要も出てくる．

　図 1-8 にこの状況での思考の方向性について図示した．

　これでわかるかもしれないが，実は「関節痛」というのは「熱がある」とほぼ同じ立ち位置なのである．熱でも熱以外のことが大事，炎症反応が上がっているか，本当に発熱か（高体温ではないか），総合判断が大事，といった事柄はすべて関節痛にも当てはまることがわかる．さらに発展的に言えば，関節の問題というのは非常に総合診療的なのである．かなり多くの関節の問題は整形外科医が対処するとしても，残りの問題も整形外科医・リウマチ医のみしか対処できないかと言えばそれは違う．例えば，急性多関節炎で体動困難となって救急搬送された患者の最終診断が偽痛風だったとしても，初動は敗血症や菌血症といった急性感染症から入るはずで

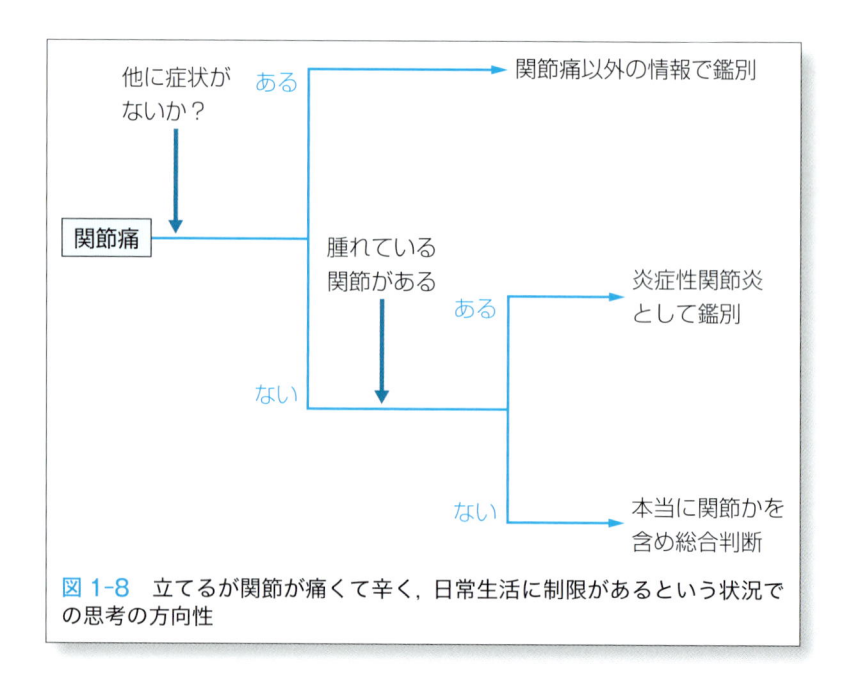

図 1-8　立てるが関節が痛くて辛く，日常生活に制限があるという状況での思考の方向性

ある．急性単関節炎をみたときに偽痛風と即断する医者は危うい．

　患者が痛みを強く訴えて，実際には診察で関節が痛いかどうかがわからないことがある．このときは，関節の近傍の解剖を想起する．皮膚，皮神経，軟部組織，筋膜，筋，腱，腱付着部，滑液包，骨，軟骨，血管といったあたりであろうか．これらを細かく臨床的に区分けするのはリウマチ学の専門性だが，実際的には「関節ではないかもしれない」と思うことで事足りることも多い．

Ⅲ　日常生活に制限はないが，関節のことが気になって心配である

　一番すぐ思いつく状況は，両手の DIP 関節の "腫れ（実際には隆起）" を心配してやってくるといった類の受診である．

　しかしここでも，

- 一見して整形外科疾患らしくない
- 関節が腫れているかどうか

を丁寧に確認する．となると結局 図 1-8 に立ち返ることになる．ちなみに，Ⅰのところでも Ⅱ との連関があると少し述べた．Ⅰ～Ⅲ はそれぞれ本質的な違いはなく，むしろ緊急性あるいは時間軸によって表現型が異なるスペクトラムをなしているだけなのであった．

■まとめ

- 「関節痛」というのはよくある患者の訴えであり，症候学的にも重要とされるが，これだけですぐに診断に結びつく特異性の高い症候ではない．
- 重篤さや患者の困り方で，初動が決まる．
- 発熱と同様，関節痛以外の症状・症候・所見に注目すべきである．
- 状況によっては，患者の言う関節痛が関節痛ではないかもしれないと思うことが大切である．

血小板減少

■「血小板減少」の患者の受診パターン・触れ込みを考える

血小板減少は，比較的遭遇しやすい検査値異常である．セッティングを分けないと混乱するためその点をまず整理する．

「血小板減少」の主軸は何と言っても入院患者である．自分のみている患者が，治療中に徐々に，あるいはみるみる血小板が減っていって不安になるという状況はよくみかけるであろう．ただ，頻度は高いと言えるがそのぶん原因は比較的均一である．入院中の血小板減少の原因を**表 1-16** に示す．

表 1-16 の最下段の「原病の悪化」については，こう言ってしまうとかなり多様な要因になってしまうではないかと思われるかもしれない．しかし，入院をしているので普通は「原病」が何かというのはわかった状態で入院しているわけであるから，多様と言うわけではない．個別に考えれば良い．入院というのは，患者の原疾患がわかっているという点で初診外来でみるのとは全然違う状況であることを知るべきである．

外来患者の，初診の血小板減少こそ多様な病態がその内訳となる．しかも血小板が著しく減少していた場合には，普通は血液内科への紹介の方針となるだろう．初診外来の血小板減少でまだ病態が不明の段階でどう動くか，あるいは血小板減少を認識したばかりの時点でどう考えるか，に主眼

表 1-16　入院中の血小板減少の原因

- 薬剤性（抗菌薬，プロトンポンプ阻害薬，抗てんかん薬，抗血小板薬，抗腫瘍薬など）
- 播種性血管内凝固
- 感染症の発症（特にウイルス感染症）
- がんの骨髄浸潤
- 原病の悪化

を置いて説明する.

　具体的にそのときの動き方のポイントは，大まかに次の2つに分けられる.

①血液内科に即座に紹介するべき患者の見分け方と紹介にあたりひとま
　ずどんなことをしておくか

②血液内科に紹介せずに対処できそうな血小板減少か

　もしわかりにくければ，①と②の違いは「減少の程度と時間的切迫感」
と考えれば良い.

　あとは何と言っても重要であるのは症状である．緊急性を思わせる症状
は，第一には出血傾向，その次は発熱と考える．出血傾向の確認は出血症
状をみることであり，問診や身体診察（特に視診）で行う．ぶつけてもい
ないのに「あざ」が出ている，歯肉など口腔内の出血がある，などである．
あざは普通多発し，四肢・体幹どこにでもできるが，患者がぶつけてはい
ないと言っても，物理的刺激がかかり，かつ軟部組織が豊富にある部位に
生じやすい．多発外傷（特に DV など虐待を受けたような）との鑑別は，
圧痛がないことである．純然たる出血傾向に由来するあざは普通，無痛性
である．ちなみに，この出血症状は，単純に血小板数の高低を議論・推測
しようとしているのではない．出血症状の有無をみることによって，播種
性血管内凝固（DIC）かどうかを推定しているのである．「急性白血病
→ DIC →出血傾向」のストーリーを想定しているのである，急性白血病の
DIC は線溶系亢進型であるので出血傾向を示す．また，白血病では発熱の
頻度が高い.

　急性白血病は「内科的エマージェンシー（medical emergency）」である．
急性白血病をみつけた医師は，何時に，どこで診療していようと血液内科
医にアクセスを試みて良い．急性白血病が疑わしいと認識していながら緊
急性・至急性を感じない血液内科医は血液内科医ではない．強く言ったが，
そんな血液内科医はいないから安心して欲しい．血液内科医は“このとき”
のために血液内科医になったのだから大丈夫である．よって，その代わり
非専門医はどういうデータ，症状，状況を急性白血病とみなすかをしっか
り習熟しておきたい.

■「血小板減少」に対する初動

　血小板減少をみたということは，何らかの経緯で血液検査がなされたということであり，まずは患者全体を俯瞰し周辺情報を確認する．この「初動」よりも前に，出血症状の有無をみて急性白血病を即座に査定することはすでに述べた．このあたりの流れを図 1-9 に示す．

　血小板が低いということ以外には症状がなく，またその場にある情報からは何も異常所見が見出せない場合には，先天性血小板減少や EDTA 依存性偽性血小板減少を考える．以下，これらについて述べるが，実際にはまったく急がなくてよい．

　先天性は家族歴の聴取が重要である．というのは，比較的多いMay-Hegglin 異常は常染色体顕性遺伝であるからである．しかし無症候であるため，患者の家族自身がそれを認識していない可能性はある．

　EDTA 依存性偽性血小板減少は有名であり，遭遇することも多いと思われる．いつものように，凝集を観察したうえでEDTA ではないクエン酸や

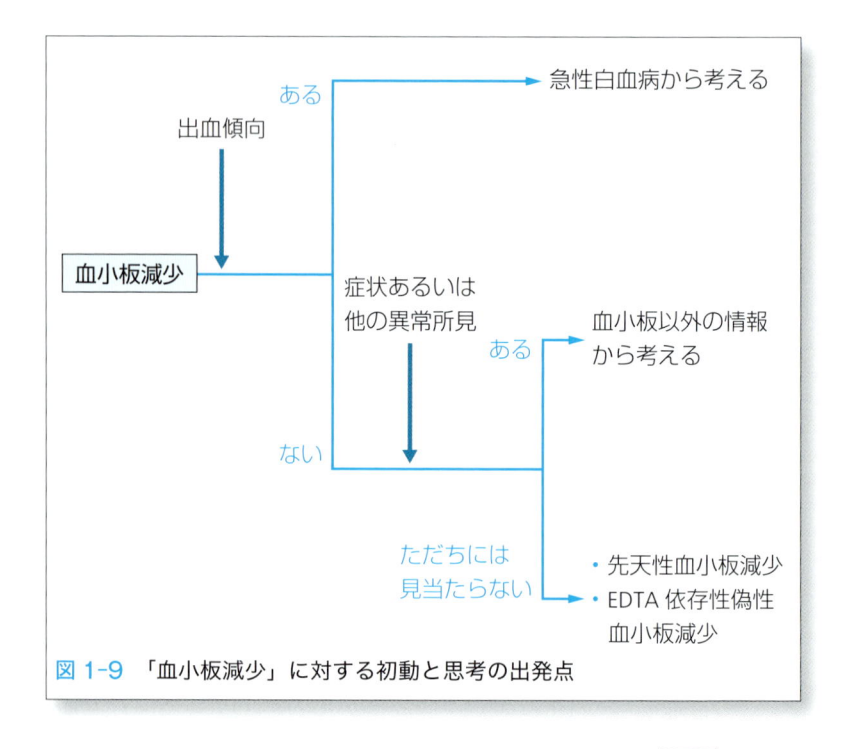

図 1-9　「血小板減少」に対する初動と思考の出発点

ヘパリン入りの採血管で採血し直して確認する．これは生体の異常ではなく，検体・検査室での現象であるから，（採血した理由にもよるが）普通，無症状である．外科系医師が術前に血小板減少に気づき，無症状であるのにもかかわらず EDTA 依存性偽性血小板減少の確認もせずヒステリックに手術を取りやめて，患者や病院運営に社会的ロスを生じさせるのをみると，切ないものがある．「あれ？」と思ったら，いわゆる黒凝固（クエン酸入り）の採血管かヘパリン管で採血し直して正常になっていれば大丈夫である．

　他方，何らかの症状や異常所見がある場合には，血小板減少の原因は非常に多様なものとなる．読み解くためにいろいろな切り口があるが，病態生理別に大まかに捉えておくということをしておくのが良い．一見遠回りだがこれが早い．インターネットサイトで言う"サイトマップ"のようなものであり，初期の未診断の段階で素早く状況把握をする一助となる．表

表 1-17　血小板減少の原因: 病態別の分類

骨髄（中枢）でうまく作られない
- **骨髄が低調にしか働いていない**
  - ―ウイルス感染症
  - ―再生不良性貧血
  - ―骨髄浸潤（急性白血病，がんの転移，結核などの感染症）
  - ―薬の副作用（抗がん剤や抗ウイルス薬など）
  - ―先天性
- **骨髄が働いているが，うまく作れていない**
  - ―巨赤芽球性貧血（ビタミン B_{12} 欠乏，葉酸欠乏）
- **その両方**
  - ―骨髄異形成症候群
  - ―発作性夜間血色素尿症

骨髄では熱心に作られても，末梢に出てから壊される / 消費される
- **自己免疫性に**
  - ―自己免疫性血小板減少症
  - ―全身性エリテマトーデス
  - ―薬の副作用
- **血栓性に**
  - ―血栓性微小血管症（血栓性血小板減少性紫斑病，溶血性尿毒症症候群など）

脾臓でプールされたままになる
- ―肝硬変
- ―特発性門脈圧亢進症

1-17 に示す.

■病態別に検討する

I 骨髄の問題

　骨髄はいわば血液細胞を作る工場のエンジンであり，エンジンには燃料が必要である．血小板減少をきたすような骨髄の問題には，①燃料が足りないとかではないが，そもそも血液細胞産生工場が何らかの理由で活発に稼働していないという要因，②工場やエンジンは働く準備はあっても燃料（ビタミンや微量元素）が不足していて動かない，あるいは機械が故障しているなどしてうまく作れないという要因，③ ①②両方の要因，がある．エンジンが働いているかどうかは，網状赤血球が surrogate となり，その増多の有無で確認することができる．以下，これら①〜③について個別に説明していく．

① 骨髄が低調にしか働いていない

　要するに骨髄抑制がかかっているということである．

　要因として，ウイルス感染症は初感染でも再活性化でも両方あり得る．初感染は通常急性であるが，病像・全体の診断が急性ウイルス感染症であれば，認めた血小板減少は一過性であり経過観察で良い．

　再生不良性貧血は汎血球減少をきたす有名な疾患であるが，初期は血小板減少から始まることが多いので血小板減少単独であっても注目すべき疾患である．網状赤血球は上昇しない．

　骨髄が外因的に影響を受けて骨髄に抑制がかかってしまった状態としては，急性白血病の他，がん細胞の骨髄内への転移や播種性結核などの感染症による骨髄浸潤の状態がある．がんの転移では未分化腺がんが多い．胃がん，肺がん，前立腺がん，乳がんなどが多く，この転移形式を特に骨髄がん腫症と呼ぶことがある．また"浸潤"ではないが，薬剤でも骨髄抑制をきたす．明瞭に骨髄抑制をきたすと知られている薬剤（抗がん剤や抗ウイルス薬など）の他は，免疫学的に末梢で破壊されるといった機序もある．臨床的には両者の機序の区別ができないことがほとんどである．機序よりも，薬剤性であることを疑い，薬剤の開始・中止と血小板値の時系列上で因果を地道に検討するしかない．

②骨髄が働いているが，うまく作れていない

　ビタミン B_{12} や葉酸の不足が続くと，骨髄を十分に動かすだけの燃料不足の状態に陥る．これにより血小板をうまく産生できなくなっている．機序としては DNA 合成障害であり，いわゆる無効造血となっている．細かいことを言うと，葉酸が DNA 合成に直接関与しビタミン B_{12} は葉酸合成に必要なものという役割である．

③ ①②両方

　骨髄異形成症候群も低形成あるいは異型性の強いフェーズにあれば，①の機序で血小板産生が落ちるであろうが，正形成骨髄の骨髄異形成症候群だとみかけは産生良好の条件が揃っていてもその実，核異常はあり，つまり核と細胞質の成熟度の不釣り合いが生じ無効造血となり得る．骨髄異形成症候群としての異形成の進行・白血化に先立って，長い無効造血の期間があることがあり，そのときに血球減少で気づかれる骨髄異形成症候群がある．

　発作性夜間血色素尿症は，造血幹細胞の遺伝子に後天性に生じた変異に起因するクローン性疾患で，補体による血管内溶血や特有の溶血発作という病像の他に，造血不全症としての側面がある．多くは再生不良性貧血の性格を持つものでその意味では骨髄不全（抑制的）となる要素が多いが，骨髄異形成症候群の性格を持ち無効造血（うまく作られない）となる要素もある．

Ⅱ　末梢での問題

　骨髄は問題ないが，正常に産生後，末梢に出てから壊される，あるいは消費されるという病態でも血小板は減少する．

　表 1-17 に示した具体的な病名・病態名で理解しておけば良いと思われる．共通するのは，骨髄は機能的であるから網状赤血球は上昇しているという点である．

Ⅲ　脾臓での貯留

　これは血小板の分布の異常ということである．肝硬変や特発性門脈圧亢進症では，血小板が脾臓で捕捉されて減少に至る．

■まとめ

- 緊急性があるのは出血症状のある急性白血病である.
- 入院患者か，初診患者かという立ち位置の確認は，確率判断上重要である.
- ほとんどの血小板減少が，血小板減少以外に何か所見があるため，それらを総合して考えるほうが原因特定は近道である.
- 診断推論上は表 1-17 のような病態把握は必要だが，未診断の初動においては急性白血病や DIC の素早い認知以外は急ぐ必要がなく，あまり暗記する必要がない.

リンパ節腫脹

■ 「リンパ節腫脹」の受診パターン・触れ込みを考える

実はこの「リンパ節腫脹」も，Section 10 の「足がむくんだ」と同様の構図の問題がある．リンパ節の腫脹をみるのに，クリニック・救急外来・中小病院・大病院とでそれぞれ，つまり自分のいる診療状況（セッティング）によって，すべき診療は変わる．繰り返しになるが，想定する疾患，すべき検査，紹介基準，治療内容，再診可能性や再診時期など，すべて違ってくると思われる．こう言うとキリがないので，今回の記述もざっくりとした理解と迅速判断のための思考法について重視する．

セッティング別では，大まかに，「Ⅰ. 初診：本当に症候の初め・文字通りこの症状での初めての受診」と「Ⅱ. 再診：一度は他の医療機関で診立てられて，患者あるいは医師がそれなりに困ってやってきた初診」とで分ける．

Ⅰ　初診：本当に症候の初め・文字通りこの症状での初めての受診

これこそ，「足がむくむ」と言ってやってきた患者と似た様相がある．すなわち，患者がやたらと自分の「しこり」を勝手に病的とみなしてとりあえずやってきたという状況が多い．正確に言うと，大多数が自然軽快するリンパ節腫脹である．

もっと大胆に言ってしまえば，<u>急性のリンパ節腫脹単独が問題ならそれに緊急性はない</u>のである．明らかに頻度の高い，かぜなどのウイルス感染や咽頭炎に伴う頸部リンパ節腫脹は，それ単独で受診するということは考えにくい．熱，倦怠感，咽頭痛，鼻汁，咳，といった諸症状を呈している中での頸部のしこりであるからリンパ節腫脹それ自体は明らかに重要ではない．

リンパ節腫脹自体が発端となって，何か別の臨床情報が得られるというパターンでは，大まかに考え方が2つある．

i）局所領域内のイベント発生のアラートとしての役割

基本的にはリンパ節は所属リンパ節として機能し，その領域の何らかのイベントを反映することが臨床的には多い．例えば，下肢の怪我や趾間白癬症で鼠径リンパ節が腫脹する，片側上肢をネコに引っ掻かれて同側の腋窩リンパ節が腫脹する，などである．

これに関して逆側から言えば，片側鼠径のしこりに気づかれて受診した患者に対して同側下肢をソックスまで脱がせて診察するとか，片側腋窩のリンパ節炎疑いの患者の原因検索に際し同側上肢に起こったイベントを想起して，例えばネコとの接触歴を問診する，などといった「次のアクションをとる」ための良い契機となる．

ii）多発リンパ節腫大をみたら，全身疾患を想起する

ⅰ）と対比して考えると良い．同時期発症で，隣り合わない複数の領域のリンパ節が腫大していたら，全身疾患を想起する．互いに空間の異なる局所領域内において，"同じようなこと（リンパ節腫脹）"が同時に発生するというのは偶然にしてはでき過ぎている，と考えるのである．例えば，「両下腿に同時に発症した蜂窩織炎」というフレーズを聞いてどう思うかである．同じ下腿だと言っても，空間としては（はるかに）遠隔している．それなのに，同時期に同様の疾患が発生するというのは偶然にしてはでき過ぎている．これは結節性紅斑に対する初期診断時のよくある誤認の典型例である．蜂窩織炎は局所感染症，結節性紅斑は全身の反応性病態である．

リンパ節の腫脹がそれ単独で問題となる場合の病理は「増殖」であろうから，数日で増殖が進んで腫大をなすというのは想像しがたい．リンパ組織が病的な内因によって自動的・自律的に増殖していく過程で，はっきりとしこりが自覚できるのに数日で済むということはあり得ない．短すぎる．もしリンパ節の腫脹がそれ単独で問題となるなら，慢性，早くても数週経過の亜急性であろう．

急性の感染性リンパ節炎と診断されて内服抗菌薬が処方されている場面をみることがあるが，あれはさすがに理解に苦しむ．リンパ節というそれ

なりに独立した組織に，急性の経過で細菌が流入するというのはどのような機序なのだろうか．扁桃炎の炎症の波及という記載をみることがあるが，それなら亜急性経過だろう．そして，そもそもは扁桃炎に対して抗菌薬適応はある．数日前からの熱と有痛性リンパ節腫脹で，それだけが問題なら抗菌薬の適応とはなりようがない．

化膿性リンパ節炎という概念は，ざっくりと表1-18のように考えている．要するに，小児で考えれば良く，少なくとも外来でパッと診断して内服抗菌薬で何とかなるようなものではないのである．ネコ引っ掻き病ですら，少なくとも緊急性はなく抗菌薬処方に要する時間は病歴聴取にあてたほうが良い．このあたり，もし訝しく思われる読者諸氏が多数いたとしても，ボトムラインは「口腔内に難がない成人の急性の有痛性リンパ節腫脹に対して，ただちに外来で抗菌薬を処方する必要性はない」と考えたい．成人内科の外来で，「化膿性リンパ節炎」という病気を知らないでいてもまったく差し支えないと個人的には思う．

Ⅱ　再診：一度は他の医療機関で診立てられて，患者あるいは医師がそれなりに困ってやってきた初診

普通は，リンパ節腫脹以外の情報で診断が推測されるが，腫大リンパ節のみが問題であるならリンパ腫から考える．しかしそのような状況は少ないと思われる．リンパ節腫大が問題のように思えても，それ以外の情報の整理から始めると良い．例えば，総蛋白高値から IgG が高いことを推測し，IgG4 測定を経て IgG4 関連疾患を推定するなどである．

表1-18　化膿性リンパ節炎のまとめ

ほとんどが小児で，しかも多くが特殊な状況や背景を持つ児
- 原発性免疫不全がある児
- ネコ引っ掻き病：成人にもあるが，小児に多い
- 川崎病が疑われる状況で併存：これは非感染性化膿性リンパ節炎と考えられる
- 咽頭梨状窩瘻などの先天異常を基盤にした複雑性感染症は，小児の頸部膿瘍の重要な病因であるが，厳密には「リンパ節炎」ではない

成人では化膿性リンパ節炎は極めて稀：日常的には考慮すらしなくて良い
- 歯原性感染からの波及：未治療の齲歯が多く，糖尿病などの慢性疾患を持つ場合など

■ 「リンパ節腫脹」の診分け方

　基本的には，患者自身で気づきやすい部位にある「しこり」として気づかれる．腹腔内，縦隔などは患者自身で気づきようもない．

　頸部は皮下脂肪も比較的少なく，基本的に皮膚が露出されている領域でもあり患者自身で気づかれやすい．よって相談頻度も多い．ただし実際，病的意義があるとみなせることは非常に少ない．正常唾液腺をなぜか突如気になって相談してきたり，明らかに風邪や咽頭炎のせいであるリンパ節腫大を気にしたり，特段介入を要することがない相談が多い．腋窩は小さなものは気づきにくいし，大きなものはただちに病的だろう．鼠径は相談機会は多いが，これもほとんどが病的ではない．1〜2cm くらいまでは生理的腫大であり得るし，下肢の酷使や minor trauma 程度でも腫大するであろう．膀胱炎や陰部・尿道トラブルでも腫大し得る．"下半身"にはこうした物理刺激の機会がそもそも多く，反応性腫大が反復される所属リンパ節である．ただ，腹腔リンパ節腫脹が primary で鼠径も腫れるという場合は病的であることは多い．あまり病的でないと決めつけすぎるのも良くない．

　外来初診では病気ではないものが多く，リンパ節とは反応して大きくなるものであるという理解を医師自身がしっかりし，いたずらに不安を煽ったり検査をし過ぎたりすることのないようにしたい．

　まず，「硬いなと思える腫瘤」はただちに要精査と考えるべきである．硬ければ硬いほど，小さくても要精査である．逆に，大きくても表面平滑でぷにぷにとしていたら観察のみで良さそうであるが患者が心配しているだろう．

　鎖骨上窩にあるものは全例病的とみなして取りかかったほうが良い．この部位は"首もと"にはあるが，リンパ流の解剖学的には頸部領域ではなく縦隔の一部だという認識でいたほうが良い．左側なら少なくとも体幹全体の精査，右側なら少なくとも胸部〜上腹部の精査がただちに必要であろう．特に硬く，可動性が悪い場合には，消化管内視鏡や婦人科コンサルトまできっちりやるべきである．固形がんの場合は，リンパ節に対する直接アプローチとしてエコー確認下で fine needle aspiration（FNA）で細胞診を行うと，がんかどうかは取り急ぎわかるかもしれない．ただし，FNA で

リンパ腫の肯定も否定もできないため，リンパ腫を考慮する場合には
FNA の結果を推定の拠り所にしないのがコツである．

■まとめ

- リンパ節腫脹に対して緊急性というものはない．緊急性ではなく深刻さ
  を見抜くのである．
- 急性経過のものに抗菌薬適応はない．
- ほとんどのしこりの訴えは，そもそも何でもないか自然に治るだろうと
  いうものばかりであり，逆に精査をすべきだという所見や状況を知って
  おけば良い．

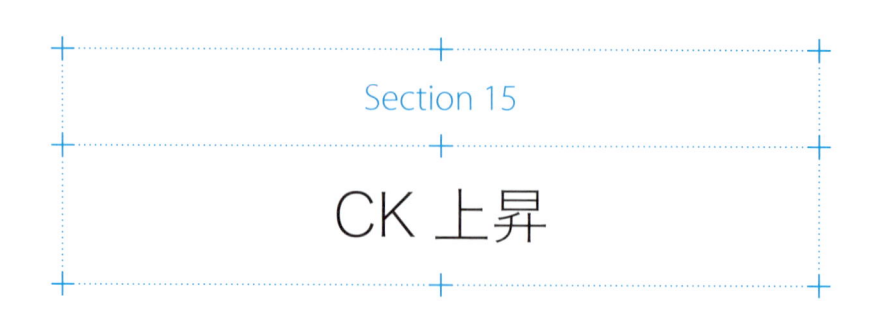

Section 15

CK 上昇

■ 「CK 上昇」の患者の受診パターン・触れ込みを考える

　CK（クレアチンキナーゼ）の上昇は，日常的に遭遇する検査値異常である．その契機は，①筋症状（脱力や筋痛）のために測定したとき，②ルーティン採血での偶然の発見，に大別される．当然ながら①は病的のことが多く，②は病的でないこともある．①による CK 上昇の認識後は，筋疾患を疑うのは容易でありあまり迷わない．迷うのは，筋疾患を疑っているときの除外診断時と，②ですぐ理由がみつからないときであろう．

　CK は，一過性に容易に上昇する．共通するのは物理的な破壊に起因するもので，激しい運動，強いマッサージ，筋肉注射，けいれん，感染症〔ウイルス，敗血症，菌血症，髄膜炎，レジオネラ（*Legionella*）症など〕，などがある．感染症でも，全身炎症に伴う組織破壊というイメージである．ウイルス性は，筋肉にウイルスが浸潤しているわけではなく，感染を契機とした全身の免疫応答であろう．筋炎をきたたしやすいウイルス種というのがある（エコー，コクサッキー，パレコなど）．一過性にとどまらず遷延する場合もあるが，推定のために流行状況を聞くことも重要だろう．

　ウイルス性筋炎は，（バイタルサイン安定を前提として）"急性，筋痛を伴う CK 上昇"の代表的かつ最頻の原因である．ただ self-limited であるからそれが推定されれば対症療法に徹し経過観察というプランが立つ．疼痛という病悩を有している患者自身にはたいへん恐縮であるが，そういうわけで"急性，筋痛を伴う CK 上昇"という触れ込みは安心してしまうのである．鑑別対象は菌血症であり，これは重大であるからウイルス性筋炎の診断に慣れていない場合は血液培養を実施しておくと良い．例えば，「ここ数日筋痛あり，CK300，CRP30」は"急性，筋痛を伴う CK 上昇"であってもウイルス性筋炎ではなく血液培養をすぐ実施したほうが良い．

　まとめると，初診 CK 上昇の触れ込みにおいては，「無症状の場合」，「急性の筋痛を伴う場合」の 2 つは重大疾患ではないと言える所見であると言える．これを逆手に取れば，CK 上昇の触れ込み患者で急ぐべきは脱力がある患者である，とも言える．

■ 「CK 上昇」 に対する初動

　CK 上昇をみたということは，血液検査が実施されたということであり，まずはその経緯を確認する．脱力が理由なら，素直に筋疾患を念頭に進めれば良い．しかし，実際には「脱力」の判定は正確な神経診察が必要である．強い倦怠感が，現症として "weakness" となっているのかもしれない．全身の筋痛がひどすぎて力が入らないのかもしれない（この場合，筋膜炎が合併していることが多い）．スタチンの副作用だとしても，高齢者なら不定愁訴的に脱力を訴えるかもしれない．よって，現実的には高 CK 血症に対する現実的な初動については知っておくべきであると思う．ここまでのことを端的に言えば，明確に脱力とわかるときは筋疾患を第一に，脱力のあるなしが不明瞭であるときは広く浅く，というわけである．

　一般的な身体状況の確認（病歴聴取，身体診察など）ののち，再度まず採血を行わなくてはいけない．これは CK 値のフォローの意味も大きい．初手として，"とりあえず" 想定する疾患を**表 1-19** に示す．

表 1-19　高 CK 血症に対して "とりあえず" 想定する疾患

- 甲状腺機能低下症
- 低カリウム血症
- 薬剤性（スタチン，フィブラート，テオフィリン，コルヒチン，アロプリノール，オランザピン，プロポフォール，レボフロキサシン，抗ウイルス薬，シクロスポリン，など他多数）
- 意外な感染症

■疾患を，特異的に検討する

Ⅰ　甲状腺機能低下症

　CK 上昇を高頻度に起こすが，脱力の頻度は高くない．むしろそれが特徴である．よって，「脱力のない CK 上昇」の原因候補になるから，脱力がないからミオパチーではないとしないことが重要である．甲状腺機能低下症患者は脂質異常症を持っていることが多いし，中高年以上の脂質異常症はコモンだから，スタチンユーザーが甲状腺機能低下症を発症しているという状況は優にあり得る．CK 上昇をスタチンだけのせいにせず，かといって深読みせずほぼルーティン気味に TSH や freeT4 を測定しておくことがコツである．

Ⅱ　低カリウム血症

　これ自体も症候名と言えるが，低カリウム（K）血症はミオパチーを起こす．K 値の低さとそれに至るまでの低下スピードが著しいほどミオパチーの程度は深くなる．ミオパチーに至らしめるほどの低 K となる原因は薬剤性が多く，漢方や利尿薬などの薬剤歴の聴取によって詰めていく．ただ，漢方も利尿薬も，一般的によく使用される薬剤であり当然服用者全員が低 K になってしまうわけではない．他に何か加わっていないかと考えるのがコツである．例えば，高齢者で腎機能が悪いのではないかとか，（実は）摂食障害患者で利尿薬を想定以上に overuse をしているのではないか，などである．漢方も医療機関での医師からの処方としてではなく，市販のサプリメントとして得て使用している者もいる．漢方もリコリスのような西洋の漢方というべきサプリメントも甘草と類似の作用があるなど，患者が実際に何を口にしているかなどはすぐにわからないものであるから意外と事はやさしくない．

Ⅲ　薬剤性

　すでに表 1-19 に書き下しているが，肝酵素上昇同様，ほぼあらゆる薬剤で想定しておくのが良い．すべてを暗記することは不可能であるため，その都度調べるか，自身の診療領域で頻用する薬剤以外の領域を重点的に調べるようにしておくと良い．自分が熟知していない薬剤のほうが落とし

穴になりやすいからである.

Ⅳ　意外な感染症の随伴

　"意外な"などとトリッキーな物言いで恐縮であるが,例えば,肺炎マイコプラズマによる感染症は,横紋筋融解を起こすことがあるが,一方で肺炎マイコプラズマ感染症は気道症状が乏しいこともある.つまり,はっきりと「マイコプラズマ呼吸器感染症」と認識できないこともある.また,菌血症において CK 上昇があり得ることはすでに述べたが,もし菌血症が「重症である」という印象を持っていたら間違いである.むしろやや元気にみえることが多い.高齢者なら元気がない・食欲がないなどとされる程度のこともある.

■ まとめ

- それなりに重大な感染症の多くが CK 血症を引き起こしている.
- 軽微にみえる組織崩壊でも一過性の CK 上昇が誘導される:コンスタントに高いなら,コンスタントに筋破壊が起きているのかもしれない(定期的な筋トレなど).
- 「急性の"筋痛＋CK 上昇"」の内訳は意外と不均一ではなく,多くがウイルス感染である.
- 筋痛・CK 上昇よりも炎症反応上昇のほうが相対的にメインにみえれば血液培養を実施する.
- 週〜月単位で緩徐に進行する脱力なら,多発筋炎を疑う.
- 低 K 血症があれば,その原因が答えである.
- 甲状腺機能低下と薬剤性は必ず否定する.

症候群としての心不全

■症候群としての心不全

　心臓というのは，酸素を多く含んだ血液を，燃費良く，効率良く，しっかりと遠くまでいきわたらせる働きをしており，その機構はほとんど物理学で説明できる．心臓の動く機械としての力学，代謝組織としての熱力学，そして血液という液体の流体力学である．

　「心不全とは何か？」という問いを受けたときに，「そんなこと言われても……」と戸惑うくらいが健全であり，正解であろう．心臓と循環は，それ自体が人間の生命活動を維持する安定装置で，多少のトラブル・不安定さには即座に，あるいは中長期的視点で対応する．「代償する」とも言う．ただ，このスタビライザーとしての代償装置も，その代償能力を超えたトラブルが発生すればその安定は破綻する．平素は穏やかな河川が，不規則な進路の台風や変則的な低気圧などによる豪雨により氾濫し堤防が決壊すれば，その周辺は大惨事（"水びたし"）となる．しかし，こうしたたとえ話は，心不全のイメージのあくまで1つにすぎない．心不全という概念は一般化が難しい．「心臓とその周辺に発生した，安定していたはずの循環の破綻」としか言いようがない．

　疾患単位としても，単に浮腫，肺うっ血，左室機能低下，心拡大，低酸素血症などといった症候・所見の単純な組み合わせで定義しがたいものがある．ここでは発想を変えて考える．心不全の原則や定義にこだわらず，頻度の高い病型に習熟するというものである．

　逆に言えば，難しいもの・非典型なものは専門医の仕事である．一般医・一般内科医こそ，心不全は典型症候・典型病型を認識し，パターンで覚えておくというのが良いと思う．心不全というのは単一の疾患ではなく症候群だ，というのは手垢にまみれた言い方だが，結局まさにこれが実臨

床では一番有用である．冒頭で心不全は「物理学」ですべて説明できると
したが，だからと言って毎症例，物理学の数式を持ち出して理屈を検討す
るのはむろん実際的でなく，確立された理論に基づく"美しき pattern（お
手本）"を疑うことなく利用するというのが良いだろう．

■心不全の受診パターン・触れ込みを考える

　どんな病型であれ組織の低酸素は起こっているわけだから，症状として
は基本的には「労作時の呼吸困難」を起こす．労作時の呼吸困難は，COPD/
肺気腫のような慢性呼吸不全でも起きるがこれはあくまで慢性であり（循
環のいくばくかの異常はなくはないが）通常循環の不安定さはない．心不
全をただちに疑う発端は，バイタルサイン（特に血圧，脈拍数，呼吸数）
に異常の出る労作時呼吸困難である．

　心不全の疑いを強くする因子・背景としては，「長期間，医療機関の利用
がない」というのがあるだろう．別の言い方として，「市民検診をまったく
受けたことがない」，「医者ぎらい」などがある．あるいは，高血圧の指摘
を何年も放置していたなどの経緯もそうであろう．

　また，呼吸困難以外の症状も拾うべきである．というのは，急な低酸素
血症以外では，人によっては低酸素状態に耐性があるのか，認知の問題な
のか，呼吸困難を訴えないことがある．易疲労感，胸部圧迫感，動悸など
のことがある．ただし，労作で発現あるいは増悪する，夜間に発現あるい
は増悪する，などの訴えを問診で早いうちに拾えておけば，心不全の受診
パターンであるかもしれないと認識して進むことができる．

■心不全疑いに対する初動

　まだ心不全かもわからないような目の前の患者にどうしていくかから述
べる．

　病歴聴取を含め，必要な事柄を表 1-20 に示す．もちろんこれだけで心
不全が診断できるわけではない．これらは，心不全を疑うに足るというと
ころまで最速で詰めるために必要なものである．

　まず労作で悪化する呼吸困難・胸部症状の触れ込みの患者と接したら，

表 1-20　心不全を疑うために必要な事柄

- 病歴聴取
- 血圧測定
- 脈を触れる（触れる・数える）
- 心拍を触れる・聴く
- 呼吸の様子をみる（様式・数える）
- 酸素飽和度の測定
- 聴診
- 胸部単純 X 線撮影

熱がないかをみる．発熱が主症状の中核であるなら，まずは肺炎などの呼吸器感染症から考える．胸部単純 X 線撮影の閾値を下げ，画像で肺浸潤影を確認する流れのまま，酸素飽和度の確認や血液検査を検討する．肺炎かと考える一方で，聴診器を当てるのは肺野だけではないだろう．ここで弁膜症を示唆する心雑音がしっかりと聴こえたとなるとやや話は別である．感染性心内膜炎の可能性が浮上する．

　熱がない場合は，病歴で夜間の呼吸困難の有無を聞くが，この問いにyes でもすぐに心不全とするのは早計である．気管支喘息も夜間に増悪する．とはいえ肺音の聴診で wheeze を聴取しても，それで即座に気管支喘息と言えるわけでもない．ただこのとき，高血圧の指摘を長年されていたのを放置していたなどの病歴が取れ，かつ拡張期血圧が十分に高い血圧上昇がみられれば，やはり心不全かもしれない．あるいは，心音の聴診で汎収縮期雑音のような聴診所見の情報が入れば心不全かもしれない．このようなことを考えながら撮影した胸部写真は，何がしかの答をもたらすはずである（事前に見積もらない者との差がここで出る）．心尖拍動の位置が左方に移動していればいるほど左室の拡大を示すから，そんな患者に夜間や労作で増悪する呼吸困難がみられれば心不全である確率は増すであろう．脈を触れて，心房細動のリズムだったならば，これによる心不全と思うかもしれないが，心房細動が頻拍の場合，そもそも不整がわかりにくいことがある（心房細動の既往がなくば，心房細動だとわからないかもしれない）．以前心房細動ではなかったかという病歴のほうが有用であり，お薬手帳のほうがよっぽど豊富な情報を与えてくれる可能性がある．以上，まとめると図 1-10 のようになる．

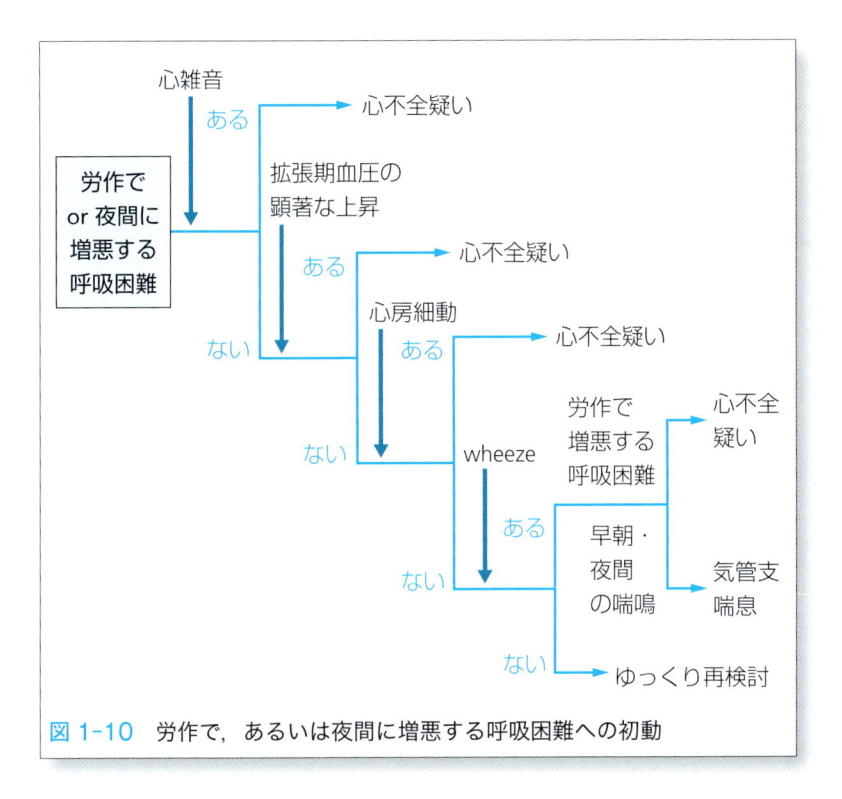

図 1-10　労作で，あるいは夜間に増悪する呼吸困難への初動

　心不全疑いの患者に対しては，病歴・バイタルサインの確認，脈の触知，聴診器による聴診という非常に基本的に行為で素早く初動を決めることができる．これに酸素飽和度，胸部 X 線，心電図といった情報が加わればなおのこと正確に決定できる．

■症候群としての心不全の診分け方

　心不全は，本当にさまざまな臨床項目における異常の組み合わせでやってくるが，よくあるパターン・重要なパターン・注意すべきパターンの組み合わせは決まってくる．また，心不全を認識するということは，同時に治療を始めるということと同義でもある．心不全には，診断と治療を同時的に考える・行うというダイナミックさがある．

　もう1つ重要なのは虚血の否定である．すべての心不全の発症に，虚血契機ではなかったかと思いを馳せるのは習慣として重要である．最低でも

心電図は欲しいし，可能なら緊急採血が必要である．

パターン 1: 高血圧の指摘を長年受けていたのを放置していた中年者

いわゆる高血圧性心疾患に伴う心不全の病型である．本態性高血圧や悪性高血圧は，発症年齢が比較的若いことはよくあり，したがって検診などでの毎年の血圧高値を放置してしまうと数年〜 10 年といった年月を経て，ちょうど中年くらいになったときに典型的な心不全徴候で病院を受診する．働き盛りであり，仕事が忙しいというのが放置の理由のようである．

この病態は「長年の高血圧」が起源であるから，基本的に後負荷の増大が先に立つ．これに対して今度は心臓自体による代償がなされて，単純に言えばそれが破綻すると心不全となる．もし心雑音が聴かれたら，この病態の場合やや末期の時期である．心肥大という形で長期間推移することが典型だが，非代償となる直前あるいは心不全となったときには，高い後負荷に対して左室心筋が"へばった"状態となり，いわゆる DCM（拡張型心筋症）様心のようなエコー図が得られることがある．代償できている時期（高血圧±心肥大）のうちからしっかりとした心雑音が聴かれることは，弁膜症を併発していない限りない．したがって，高血圧に介入しない限り"サイレントキラー"的な病態となって経過し，見かけ上いきなり心不全となって発症する．

エコー図の情報がないうちは，カルシウム拮抗薬による緊急降圧は不要である．この病型であることが推定されているならば，述べたように DCM 様心の可能性がなくもなく，カルシウム拮抗薬の陰性変力作用によって，低下した左室収縮能に対して「最後の一押し」をしてしまう可能性があるためである．肺うっ血があるならば，利尿薬や硝酸薬は合理的であろう．入院するのでないならば，後負荷軽減に対しては ACE 阻害薬や ARB で良いと思われる．また，状況がみえないうちの β 遮断薬の導入をためらう医師もいるかもしれないが，心不全のさなかでも少量で導入可能である．

パターン 2: 心房細動と COPD の既往のある患者の動悸と頻脈

（例なので）もちろん COPD の部分はなくて良い．長年，あるいは未診断の心房細動が頻脈となり，経年変化の心筋収縮能低下や並存した高血圧

や弁膜症などが総和的に多因子となって，結果的に心不全となる病態である．COPD/肺気腫を持つ患者では，高血圧性心疾患と違い胸部 X 線写真上の心拡大が過小評価されることは注意を要する一方，肺性心の病態もかぶるので思いがけず前負荷が大きいということはよくある．

　心不全になるときに起きている病態は，左室の「空打ち」であるから，ひどい場合は前負荷増大（胸水・肺うっ血）に低拍出（非高血圧性心不全）が加わる．こうなると治療は，慎重な（必要最低限の）利尿薬というのが第一となるとしても入院管理が必要かもしれない（安静，酸素投与というのがベストかもしれない）．血圧が保たれ，肺うっ血がひどくなければ外来でも治療しやすいだろう．レートコントロールは諸説あるであろうが，やはりしたほうが良いだろうと思う．そもそも頻脈すぎると心電図やエコー図がきれいに取れない．診断のためにレートコントロールが必要という視点を私は持っている．

パターン３: だんだんと息が苦しくなってきた高齢者の浮腫と胸水貯留

　高齢者は，すでに降圧治療がされていたり，また心不全自体の既往があったりして薬剤中断などがなければ心不全発症とは縁遠いように思える．しかし，身体の加齢変化，諸臓器の機能低下などの複合因子によって心不全の発症・反復があり得る．高齢というだけで人間の正常生理は体液量は多くしようという方向に傾け，結果として前負荷も後負荷も増大する．また，認知機能の低下によりセンサーとしての呼吸困難感が減少したり，薬の飲み忘れが生じやすくなったり，食事管理の不十分から摂取塩分が過量となったりする．

　感染症や消化管出血（貧血の急な進行）のような，急に身体に負荷がかかる状況となったときに，"すれすれだった"循環バランスが一気に代償できなくなって心不全となることはある．多因子なだけに，病型としてまとめられるほど病態は均一ではない．したがって，適切な治療も症例によって個別性が高い．今ある肺うっ血に対しては利尿薬が合理的であろうが，使用がすぎると血管内脱水や電解質異常といった合併症を起こしかねないのが高齢者である．高齢者では，RAA 系の亢進は「生理的な後負荷」とも言え，脱水になりがちな高齢者に体液量を増やすという生存戦略でもある．ARB の安全性が高いのは間違いないが，特に低 Na 血症があってしか

も血管内は hypo である高齢者の場合には一義的に RAA 系の亢進を悪と考え ARB を導入することに関しては賛成しがたいものがある. β 遮断薬, ジギタリス, など, 管理上の理想を追求しすぎると容易にポリファーマシーとなる. 心不全となるような高齢者は, 他の問題も持っていることがほとんどであるからである.

■ まとめ

- 虚血（狭心症・急性冠症候群）の否定が前提ではあるが, 労作時呼吸困難という訴えを積極的に拾い上げるべきである.
- 気管支喘息のような病態と区別する作業と, 心不全を疑う作業を同時に行う.
- 病歴聴取, 血圧を測る, 脈を取る, 心拍を触れる, 呼吸の観察, 酸素飽和度チェック, 聴診, 胸部単純 X 線撮影といった, 比較的原始的な行為が心不全疑いの患者への初動に際し重要である.
- 典型症候・典型病型を認識しパターンで覚えて軸を作っておくと良く, 例外や非典型例はこれらとの比較で覚えると良い.

Chapter 2:

「あとがない」のに診断名がない

総　論

■ 「あとがない」場面と臨床診断

　さまざまな意味において「あとがない」病態となっているために，診断名確定を待つことなく治療に踏み切る．これを実行できるようにするにはどうしたら良いか．これを考えるのが本章のテーマであるが，最初に言っておくと実は本章をくまなく読んでもその答えは載っていない．卑怯とも言えるがこれが現実である．

　ただ，副次的なテーマ（hidden message）はある．それは「臨床診断」である．おそらく昔の臨床現場は，昔であればあるほど臨床診断をよくしていただろう．現在では，例えば急性硬膜外血腫を CT なしに診断（推定）することはあっても，さすがに CT なしに穿頭には踏み切らないだろう．それほど CT は普及している．CT というものはいまや高齢の患者さんですら全員知っている．低血糖はそれなりに緊急症だが，治療歴の長い，あるいはよく教育された糖尿病患者さんなら自身で低血糖を感知して自己治療するだろう．これも立派な臨床判断である．

　ここでこれらがなぜそうなし得るか考えてみよう．共通しているのはコモンであり確立されているということである．述べたように CT は日本ではほぼどこでも実施できるくらいコモンで，急性硬膜外血腫は疑えば一刻を争って対処すべき病態であるということは確立している．急性硬膜外血腫は，それはもうひどく怠惰な医学生だった私すら，脳神経外科の講義の内容を "lucid" に覚えている．それくらい叩き込まれるのが普通である．2型糖尿病は，あえて声高に言えば明らかに遺伝性疾患であって，恐ろしく高い浸透度で普及している疾患である．そのうえ，低血糖は高血糖よりも緊急性が高くその症状や対処法はしっかりと確立されていてそれは医療者のみならず患者にも教育されていることが多い．つまり，低血糖というも

のが広くわかりやすく伝えられていれば，低血糖という「あとがない」状況でも迷わないのである．論を見失いたくないのでサンプルを2つにしたが，他にも pulseless VT のアルゴリズム，好中球減少時の発熱，小児のfever without localizing signs，などと臨床現場は「あとがない」状況でも迷わないような工夫がふんだんになされている．

　他の例を挙げる．例えば敗血症，細菌性髄膜炎，壊死性筋膜炎などの重症感染症を考える．このあたりの病態では，「"疑えば"，"重症感があれば"速やかに抗菌薬を投与」といった言い方で語られることが多い．ここで，"疑えば"や"重症感があれば"というのはある意味非常に曖昧である．もちろん，各感染症の早期発見の仕方やコツ，重症を示唆する所見などに関する教科書的知識や臨床知の集積はすでにあり，私たちはそれらを利用して臨床をしている．髄膜炎にしても，いつ腰椎穿刺をするか？　抗菌薬を投与するタイミングは？　何をどれくらい投与？　といったことに関しては，原則は共通しても個々の事例ではまちまちなことがある．壊死性筋膜炎も，蜂窩織炎の触れ込みできた患者が局所所見の割にひどく痛がるとかバイタルサインがやけに不安定だという場合に怪しむべきだ，という一種の臨床知がいまでも拠り所（診断の端緒）になっている感染症である．ただ，「重症感染症」においては，これらのように少し臨床判断上の迷いは生じるものの，治療決断に関しては少ししやすさがある．その主因は，相対的に抗菌薬投与という行為が極めて安全だという点にある．安全とは言ってもかぜなのにキノロンが処方されて偽膜性腸炎になるのは割に合わな過ぎるが，重症感染症が疑われる状況に際し，状態が悪そうであるという判断自体に多少のブレがあったとしても，プランのメインになるのは抗菌薬投与であるから治療決断の内容に関して治療者間による差はあまり生じないのである．このように感染症界隈では，「あとがない」状況はたくさんあっても，実際には決断自体に迷いが生じる場面は相対的に非常に限られている（壊死性筋膜炎のデブリードマンなど，実行を迷う状況は当然あるにはある）．"empiric therapy（経験的治療）"などという言葉が確立してしまうこと自体が，感染症における治療開始決断のしやすさを表しているように思う．抗菌薬が危険な薬剤だったら，このようなプラクティスはこの世に存在しないだろう．

■「あとがない」状況下での対応の差

さて，私個人が最近一番重く憂慮している臨床場面がある．それは，臨床医が「あとがない」状況に遭って迷いに及び，治療による悪影響を懸念した結果，治療をしないという選択肢を採るということである．もちろん治療のデメリットを考慮するのは重要なことであるが，どうも昨今の臨床場面を覗きみるに，攻める選択ということをしなさ過ぎるように思う．逆に，攻めるタイプの臨床医が，いわゆるエビデンスに欠き"博打うち"のように語られてしまっている．守りに入れば，治療による悪影響は皆無にできるだろう．しかし，治療の機を逸してしまい原病の征服はできないことになる．療養中心の診療現場ならともかく，急性期や総合病院というセッティングでこの種の判断がなされるのは個人的には切なく感じる．原病に関与する機会から離れるということは，その原病に対する理解はできないということになる．もちろん医療者だけの問題ではない．治療副作用をひどく気にして，「思い切って治療をした場合のメリット」に目を向け切れず，治療リスクを忌避しがちな国民性にもうんざりする場面である（医師もその国民の一人であることを忘れない）．

では，誰が「あとがない」状況で確定した病名がないまま，迷いのなか治療せざるを得ない状況に陥っているのだろうか．臨床医が迷うことはよくあることだが，臨床医の迷いは患者のアウトカムにはよろしくないことである．

私の視点・景色では，それは診療領域によって異なっているのかもしれないと考えている（表2-1）．診療科によってその診療で対象にする相手が異なり，そして「あとがない」状況下での対応に違いがあると感じるのである．もちろん例外があることは承知している．

まず，呼吸・循環・消化器・神経・腎臓を専門領域とする診療では，主

表2-1　各領域で扱われる疾患・病態の"本態"：何を相手にしているか

診療領域	主な対象
呼吸・循環・消化器・神経・腎臓	血管や神経そのものが相手
腫瘍・感染症	腫瘍や病原体が相手
内分泌・免疫	ホルモンやサイトカインが相手

に血管や神経そのものが相手となる．生体の中枢的な機能や役割を果たしているところだ．ただこれらの科の診療では，「あとがない」状況でも割と明確な基準や適応がある．バイタルに直結，緊急症が多い領域と臓器であるから当然ではあるものの，気管内挿管の基準や透析導入基準などは確立されていて，純粋に“匠の勘”で決めるということはなくそれなりの適応基準がある．

　また，「あとがない」状況下において，その「あとがない」事情や原因を可視化しやすいというのがある．呼吸不全は血液ガス分析で確認でき，急性心筋梗塞は心電図と心筋マーカーなどによって，また消化管出血は吐物そのものを視認し内視鏡で粘膜や出血点を確認し，脳卒中ではCTやMRIなら（絶対推奨しないが）神経診察をしなくても画像で可視化でき，急性腎不全も尿量計測や血清Crなどの血液検査で数値化が可能である．患者にも，置かれた状況を説明しやすい．

　一方腫瘍・感染症の診療では，腫瘍と病原体が相手となる．病巣を作れば視認・可視化でき，またどちらも顕微鏡でその正体を突き止めることが原則できる．それさえできれば，特異的な治療が可能であり，非常に明快である．逆にそれができない状況というのが腫瘍内科医・感染症内科医にとってはストレスフルに違いない．一応補足するがこの場合のストレスというのはネガティブな意味だけではないはずだ．そのストレスから逃れようと（？），ミクロレベルで真実を探求し突き止めようとすることが，やりがいであり好奇心を搔き立てるものとなっているはずだ．詰め切って，特異的な治療を施すという決然さが魅力だと思ったからがんや感染症を専門にしたという心当たりはないだろうか．

　思い切って言ってしまうと，腫瘍・感染症の診療を専門としている医師たちの性質は，どちらかというと「物的証拠」を判断の拠り所にする傾向があるように思う．述べたように，やはり腫瘍にしても病原体にしても，突き詰めれば目で確認できると考えるからであろう．いまはみえなくとも，みえることを期待するのだ．あるいは，もとより「本来みえるはずだ」と考えているのかもしれない．文脈でなんとなく「結核かな」と診断して抗結核薬を処方しないし，また「がんっぽいから，じゃあ抗がん剤試しに投与してみようか」とは絶対に言わない．画像検査で病巣を粗大に視認でき，そして直接病変にアプローチしてそれを直接採取し，さらにそれを顕微鏡

学的あるいは遺伝学的にも病原を突き止める．こうしたことを習い性としている彼ら・彼女らに，どうして相手もわからず治療開始ができようか．

■見えざる相手の黒幕の武器は炎症

　ここまでで薄々気づかれたかもしれないが，要するに，「あとがない」状況で確定した病名がないまま迷いのなか治療せざるを得ない状況に陥っているのは，3つ目の内分泌・膠原病の領域の診療を行う医師だと思われる．内分泌科はホルモンの数値はわかっても実物をみているわけではない．数値があくまで代理指標になっているだけで，しかもさまざまな影響を受けやすく数値も（病態を見抜くという点で）不適切に変動しやすい．要するに掴みどころがない．各種クリーゼ病態では，数値をみている暇もなく多臓器・循環不全などに多系統の症候が出てくる．“みえないもの”を相手にしている感覚が非常に強い．免疫内科も，経過やCRPを含む採血の基本データの組み合わせと推移・時系列などから病態の質や深刻さを，みるのではなく，読まねばならない．

　ちなみに，がん・腫瘍にせよ免疫疾患にせよ，それらで「あとがない」状況というのは，共通するのは炎症にやられているという状況である．腫瘍，なかでも悪性リンパ腫や一部の白血病・骨髄疾患なども，悪性細胞そのものが浸潤してというのではなく，暴れまわった炎症に負けてしまうこともある．悪性ではないが，血球貪食症候群も本態は炎症だ．これを言い出すと，感染症も病原体そのものでやられるというより過剰な炎症で生体の生理が代償できずにやられてしまう．敗血症などはその至りである．

　ここへきて，うまく論じようとして論が遭難しかけている．が，新たな論点が抽出されたように思う．「あとがない」ときの病態の黒幕（ラスボス）というのは炎症なのだ．炎症が生じて「あとがない」状態に至るとき，その時間経過は非常に速い．よって，状況の打開は抗炎症の治療をいかに適切な強さで，そしていかに速く決断・実行するかによる．

　すると表2-1の枠組みがあやふやになってくる．診療科によって，「あとがない」があるでもないでもない．科の問題ではないのだ．私は「あとがない」というのは，表2-2に示すような，生体における“原始的な”異常をきたしているかであると考えている．もちろん例外はあるが，目安と

表 2-2　原始的な異常（羅列）

- 血管が裂ける，破れる，詰まる
- 神経がやられる
- 酸素ガスが届かない
- ホメオスタシスの破綻

してはこのような理解でいる．

　炎症の恐ろしいところは，表 2-2 のことを複数同時多発的に生じさせる点である．重症外傷はこれが外因性に起きるが，内因性に起きる疾患が内科的に challenging なのである．例えば，劇症型抗リン脂質抗体症候群による四肢壊疽，重症急性膵炎などは "medical burns（内科的熱傷）" とも呼べるものである．内因性に全身の急速な多臓器障害を生じる病態として溶血性尿毒症症候群がある．マクロファージ活性化症候群も高サイトカイン血症＋DIC のような病態であるし，敗血症もきっかけが病原体というだけで似たような病態が起こっているのであり，広範囲に毛細血管透過性の著しい亢進をもとにした全身諸症候である他，おそらくどちらにもステロイド需要がある．これは，ホメオスタシスの破綻が起きていることに他ならない．

　見えざる相手．主には毒素，サイトカイン，ホルモンなどの系統的な悪さによって，急速にホメオスタシスの破綻と諸臓器の障害と組織の低酸素に至り，正常バイタルサインの維持が困難になってしまう．難しいのは，臨床医はこれを後ろから順に認識することになるのである．つまり最初にバイタルサインの異常に気づき，次に多岐にわたる全身反応と臓器不全に由来する徴候をみる．ただ，単一・特異的な臓器徴候でないため，得てて一見してすぐの "わかりにくさ" がある．そうすると臨床医は，すぐに診断を定められない．起きていることは全身の問題なのに，「原因」を特定することに相対的に拘泥してしまう．火事場で駆けつけた消防隊がまずすることは消火活動である．消火活動をせずに，「原因」という火元を探しには火中へ向かわないだろう．おそらくは，消火活動をしつつ大まかに火元をつかみつつ，ひとまずは「延焼」を防ぎたいはずだ．いま盛んに燃えているところはもう助からない．燃えるものがなくなれば火は消える．よって，山火事のような大火事が起きたときには，その消火戦略として「緩衝地帯を作る」ということをするそうである．例えば，火災エリアと隣接民

家との間にある木や草を刈り，空き地を作るのである．この隙間が緩衝地帯であり，これが数メートル幅くらいあれば山火事のような大火事であっても十分な"抗延焼"効果があるという．これは，山火事の延焼という巨大な問題に対して，（本来は刈る必要のない健全な）草木を犠牲にしてそれを防いでいるというわけであり，戦略上は非常に賢いものとなっている．

江戸時代の火事の消火は，いまのような強力な放水ポンプはなかったため，やはり延焼を防ぐことが主要な戦略だった．「破壊消火」といって，建物や構造物などを破壊して燃え広がるのを抑える消火方法であった．これは完全に先の山火事の例と原理は一緒で，隣接する家屋や風下の建物などを壊し，火事エリアとの間に空間を作ることで延焼を防ぐ方法を取っていたのである．江戸の火消しのイメージは，放水する人ではなく破壊人のイメージである．

■内科医によるダメージコントロール戦略

このあたり，もう私の言わんとすることが通じているなら嬉しいが，つまりは damage control（ダメージコントロール）の考え方である．医療の分野では外傷手術～外科系で有名であり重要な治療戦略となっている．

重症外傷診療では，病態が重篤であればあるほどその治療のために加えられる手術侵襲は大きくなる．つまり，外傷そのものによる侵襲と手術の侵襲を合わせた侵襲が患者の生理学的予備力を上回ると判断されれば，定型手術をしたのでは救命は困難になる．Damage control の考えでは，あえてこの定型手術を回避し，生理学的予備力を不安定にさせる損傷の処置（止血や損傷組織摘出）を最優先とし素早く手術を終えて侵襲を最小限とし，それ以外の部分の手術は全身状態を改善させてから二期的に再手術する．この初回手術を damage control surgery（ダメージコントロール手術）と呼ぶ．こうした戦略が damage control の基本的な概念である．

私の考えでは，この考え方は内科 / 内因性疾患の緊急病態にも通ずるはずだと考えている．象徴的な例を簡単に概説する．

臨床的に血管内リンパ腫が疑わしいという臨床状況がある．これは血液内科医がなんと言おうと，ある．皮膚生検を行い，数日後 HE 染色で「リンパ腫だろう」という組織パターンだったとする．通常ならこの後，染色

体検査，表面抗原解析，場合により遺伝子解析あるいは除外のための感染症検査などが必要になってくる．が，これらは時間を要する．ここで，もし「すべての意味で診断確定」をするための分析・検討がまだ済んでいない段階で，急速にその患者の状態が悪化したときのことを考えてみて欲しい．例えば体腔液貯留が待ったなしであるとか，急性腎不全の徴候，脳梗塞発症，血球減少（貪食）の進行などである．このように，「"リンパ腫"ということの診断は付いているもののそれ以外は決定していない状況」で，定型的な治療準備・患者説明を行うには時間がなさすぎる場合には，一部の血液内科医はステロイドを定型的な化学療法に先行して投与することがある．これは，damage control の考え方であるとして良いと思う．定型治療を待っていては患者を失うし，ステロイドを先行させてこれで全部直そうとはまったく思っておらず，定型化学療法の開始までにせめてステロイドで状態を整えるために行うものであり，私なりに言えば"damage control steroid therapy"である．

　血管内リンパ腫は，不明熱をよくみる総合内科医にとっては「たまにみかける」疾患だが，治療屋である血液内科医までたどり着くことが少ないためか，血液内科医にとっては「かなり稀」なリンパ腫だと認識されている節がある．

　このような例がある．とある一般市中病院の内科医が，臨床的に血管内リンパ腫を疑い（寝汗・体重減少・低酸素血症を伴う CT 上の両側肺すりガラス影・亜急性期脳梗塞・間欠的な LDH 上昇など），大病院の血液内科に転送したところ，対応した血液内科医が「血管内リンパ腫なわけがない」とその仮説を一蹴．間質性肺炎が主問題とされて呼吸器内科医に入院し，間質性肺炎に対して高用量ステロイド投与が始まった．2, 3 日経っても十分な反応がなかったので，3 日間のステロイドパルス療法が施行された．その後も高用量ステロイドで治療を維持したところ肺画像の改善傾向もみられてきた．パルスから実に 7 日経ってからランダム皮膚生検が実施された．生検の 8 日後に血管内リンパ腫の診断になり，そこでようやく骨髄穿刺が実施され骨髄病理でもリンパ腫の浸潤を認め，"定型的"化学療法が開始された．

　この例は，臨床的な血管内リンパ腫診断を信じられない血液内科医の話はともかく，結果的に呼吸内科医が行ったステロイド治療が，先ほどの例

で言えば「ステロイド先行投与」となっており，それによりあくまで結果的にだが少し臨床的な安定を得てそのおかげをもって血液内科医による正式な化学療法開始に至っている．この呼吸器内科医によるステロイド治療が damage control の役割を果たしたことになる．

　これらの血管内リンパ腫の例を軽く分析すると，難しかった理由は血管内リンパ腫というのが「可視化しづらい」リンパ腫だということにあるだろう．可視化できないときに現場が錯綜し，それがゆえに臨床診断が要求される場面が増える．本来リンパ腫は“カタマリ”を作るので病変を認識しやすいが，リンパ腫細胞が腫瘤を作らない血管内リンパ腫では局在診断が困難（というか，できないのが前提）であり，視覚的認識に頼れない．臨床診断のみが拠り所となる．

　この場合の先制的ステロイド投与は，何を良くしたのだろうか．もちろんある程度は腫瘍浸潤の進展を食い止めたかもしれない．しかしメインはおそらく炎症を抑えたのだろう．そう，炎症が問題なのである．炎症の“容積”をひとまず減少させて極度に進行しっぱなしの状況だけを解除してみせたのである．見えざる相手の黒幕は，黒幕がゆえに姿をみせることはなく，炎症というやはり漠然とした武器を放つことによって生体を襲う．であれば，こちらとしては可及的，あるいは緊急避難的にでも炎症を抑えるしかない．“えんしょう（延焼・炎症）”を防ぐことが江戸時代もいまも重要なのである．

■ダメージコントロール・ステロイド治療

　この段になってようやく本章（2 章）の立ち位置と本質を述べることができる．それはここまでの副次的な結論にもなるが，「抗炎症治療に習熟する」ということである．「あとがない」状況では，何の炎症を抑えるかはわからないはずだから（何せ相手はみえない），その治療はほぼイコール・ステロイド治療である．「ステロイドの使い方を学ぶ」，「ステロイド投与の適応を知る」などという生やさしいものでは駄目であることは経験上わかっている．そういう安っぽい標語の資材でステロイドを使えるようになった人をみたことがない．そうではなくて，スピリッツとしての「“ステロイドアレルギー”からの脱却」が目標である．念押しするが，本章は，救急医

療の章ではない．おそらくステロイドを中心として土壇場でどう考えるかということを説明する章になる気がする．

　臨床で「あとがない」のにリスクを恐れて治療決断をしない・遅らせる，というのは，起きていることは火事なのに消火活動のリスクを恐れて消火戦略の決断をしない・遅らせることと同じだと思う．燃えていることを「しょうがない」とだけ考えて立ち止まり燃え広がっていくことを看過するというのは，熱意や正義感の問題でなく，仕事としてどうなのか．

　私は，救急医/外傷外科医たちの damage control surgery に，臨床診断の真髄をみた気がする．ただ，本当の真髄は，こうした戦略自体をきちんと身につけて準備された状態から発するものではない．

　1995 年（平成 7 年）3 月 30 日，何者かに腹部を狙撃されて凶弾に倒れた國松孝次警察庁長官を救命した初回手術は，現在で言う damage control surgery だったとされる．Rotondo らが，鋭的損傷でみられるアシドーシス・低体温・血液凝固障害という生命を脅かす生理学的徴候の回復だけを目的とした取り敢えずの略式の手術（abbreviated surgery）を行って，ICU での生理学的異常の回復を図り，その後の計画的な再手術を目指す・行う，という一連の治療戦略を damage control と名付けて報告したのが 1993 年のことである．確かに國松長官狙撃事件より前ではあるが，当時の救急医療現場では，少なくともまだ一般的ではない状況だったという．つまり，まだまだ外傷や救急の外科医の不足が著しかった当時の外科技術の水準で，現場の判断でいまで言う damage control surgery がその場で行われたのである．私の知る，最高・最強の「究極の臨床判断」である．「あとがない」状況に屈することなく，全身全霊で救命をしようとする気持ちは，救急医だけのものだろうか．高齢社会に紛れて，医師はやや命に対して傲慢になっていないだろうか．患者の生命力を期待せずに，治療の悪い面だけを強調して「あとがない」ということを「仕方がない」としていないだろうか．その患者に「あとはある」かもしれないのである．

　以上，私は崇高な理念と目標をあえて掲げることによって，ステロイドの恐怖から脱却していかに「あとがない」状況でその状況を良くする抗炎症治療ができるかという実務的問題をしやすくしようと思い，本章の総論とした．ステロイドは，思いのほか，多くの診療科・多くの状況で使用さ

れる．よって，私の想定する臨床状況ではカバーしきれない可能性は十分にある．ただ，未知の状況で応用を効かせるのが本章（ならびに本書）の真髄だとすれば，ただちに自分の臨床と直結しない記述でも何がしかのhintになろうかと思う．

ステロイドについて

■臨床でのステロイドの一般論

　副腎皮質ステロイド（ステロイド）を使用するにあたり，臨床でステロイドについて押さえるべき重要点を説明しておく．

Ｉ　ステロイド作用の重要点

　ステロイドには，大まかに，抗炎症作用と免疫抑制作用がある．抗炎症作用は，生体に今まさに起こっている炎症（過剰な免疫応答）を抑制する効果のことである．ステロイド作用のこの側面は，まさに本章で扱う内容に即応するものである．「（短期決戦で）すぐに」,「（大量に使ってでも）確実に」炎症を抑えたいときにこの作用が有用である．

　一方，免疫抑制作用というのは，長期に維持するというイメージであり，長い時間をかけて免疫の応答そのものを起こりにくくする効果のことである．活動性だった膠原病の病勢が寛解しそれを維持するときや，気管支喘息発作が収まって今度は発作が起きないように維持するときなどに応用されるステロイド作用である．

　次に，本来なら避けたい記述ではあるが，ステロイドの薬理作用について少し触れねばならない．ステロイドの薬理作用の理論として，non-genomic effect と genomic effect がある．

　Non-genomic effect は，遺伝子の転写のもろもろを介さないので，とにかく即時的に効果が及ぶことが特徴である．ステロイドが細胞膜へ直接作用して非特異的に抗炎症作用などを及ぼす系，ステロイドが細胞膜上のグルココルチコイド受容体に結合することにより抗炎症作用などを及ぼす系，あるいはステロイドが細胞質内に入り細胞質内のグルココルチコイド受容体に結合することによって抗炎症作用などを及ぼす系，がある．これらの

組み合わせにより，ステロイド投与後は即，臨床的な効果が相加的に得られるというわけである．

Genomic effect は，文字通り転写に影響を及ぼす効果である．ステロイドが投与されてステロイドが細胞質内に入り細胞質内のグルココルチコイド受容体に結合したあと，複合体となって核内に入る．各種サイトカインの制御蛋白に対して変化を及ぼすような転写促進（一部は転写抑制）がかかったのちに，ようやく臨床的な治療効果などを及ぼす．このときの「ようやく」というのはどんなに早くても30分であり，臨床的な感覚では2〜3時間と言いたいところである．つまり大量に使ってもやや遅い．また，大量に使っても効果は青天井ではない．

これら両者の意味合いを考えるうえでの臨床的な重要点としては，non-genomic effect はステロイドの用量を多くすればするほど臨床的効果が増す一方で，genomic effect のほうはステロイド1mg/kg/日で連日投与しても2週ほど経てば細胞質内グルココルチコイド受容体が飽和するため臨床的効果の総和量も頭打ちとなるという点である．つまり，1mg/kg/日を超える用量であっても効果はプラトーがあり，またそれに達するまでに2週間という時間を要する．この点の理解がないと，ステロイド投与の目的によっては，用量も投与期間も過剰になるリスクがあるというわけである．

具体的に言えば，いままさに目の前にある容積の大きい炎症に対しては短期決戦の方針とし，大量のステロイドでただちに縮小・制圧するのが良い．ただそのようなごく短期間で投与を終えたのでは，原病（？）に対する治療効果については不十分となる可能性があるから，genomic effect にも期待すべく（量が多すぎてはいけないが）投与は維持しておいたほうが良い．IL-1，IL-2，IFN-γ，TNF-α といったサイトカインの転写抑制をかけ続けて，サイトカイン誘導自体を起きにくくするのである．実務的には，大量でなくて良いから治療期間を延長するといったような工夫をする．

このあたりをまとめると表2-3のようになる．一般にステロイド処方の場面では，抗炎症効果を狙うのか，免疫抑制効果を狙うのかを意識しておくことが大切であるということがわかると思う．

表 2-3　臨床におけるステロイド作用の重要点

- 抗炎症作用の強さと効果発現の早さに関しては量が多ければ多いほど増す.
- 免疫抑制作用による臨床効果の強さは, プレドニゾロン換算で 1 mg/kg/日・2 週間で頭打ちである.

Ⅱ　ステロイドの副作用

　ステロイドの副作用を患者自身が調べようとすると, 数ある副作用が頭のなかに散らばり, それらが全部自分に襲いかかるかのように心配してしまいがちである. 医師も医師で, 最近の患者説明の風潮に則り, やや無差別にステロイドの副作用を羅列し患者にわかった気にならせてサインを求めたりしている. 私は, わかった気にさせるならまだ良いと思っている. 私が憂慮するのは,「ちゃんと説明するのは正義だ」の教義のもと, ステロイドの副作用を過剰に説明し結果的に"誘導的"になってしまう点である. 例えば,「ステロイドを考慮するが, この炎症は感染症と区別できない. ステロイドは服用後ただちに免疫を下げ感染症を悪化させる作用がある. よって, 感染症が怖いのでステロイドを投与しない」というような説明である. これは『ステロイドは免疫を下げ感染症を悪化させる』教の有名な教義のロジックそのものであり, 医師がステロイド治療全体の有害事象を不適切に免責したいときに使うフレージングである. いま炎症を良くしなかったらその炎症によって負けてしまうかもということまでは目を向けず(向けさせず), 十分説明しない傾向にあるのである.「ステロイドは怖い」ということをうまく焼き付けさせて, 最終的には患者の意思も借りてステロイド投与を避けるのである. 患者という素人に医師と平等なレベルの「漏れのない」説明をして同意を得ることをインフォームドコンセントと美しく呼んで偽善ぶりながら, ただただステロイドの副作用を羅列し患者にわかった気にならせてサインを求めるのもどうかとは思うが, ステロイドが怖いということを強調して「ステロイド治療ができないのはやむを得ない」ということを巧みに誘導するような説明のほうがたちが悪いと思う.

　さて, いま「ステロイドは免疫を下げ感染症を悪化させる」ことはないといったようなことを述べたが, この「　」の内容自体はそれでその通りではある. ただ, ステロイドの副作用は, 時系列の観点で分ければ, ある

時期にはあり得ることが，ある時期にはあり得ないというものがある．例えば，「易感染性」という副作用は，1カ月後くらいから生じてくる．先の状況で言えば，速やかにひどい炎症を抑えようとするときに，感染症の併存を気にすることは当然としても，すぐに抑えるべき炎症があるのならば本来はステロイド治療を回避してはならない．感染症の併存が懸念されるからと言ってこういう抗炎症治療を避ける理由にはならない．なぜなら，ステロイドの投与直後〜1カ月未満で問題になるステロイド副作用のなかには「易感染性」はなく，少なくともすぐの抗炎症効果に期待してステロイドを投与しようというときに，感染症のことを理由にそれを回避する意味はないのである．

　表 2-4 に時系列別に，ステロイドの主な副作用を列挙した．もちろん目安の表ではあるが，少なくとも投与当日から ST 合剤によるニューモシスチス（*Pneumocystis*）肺炎の予防治療の開始が必要だとは思いがたいことや，ステロイドによる不眠や気分異常を少なくとも数週とかいう order で様子をみてはいけないといったことなどはわかると思う．治療内容にもよるであろうが，ステロイド投与開始前後に外科的な生検手技や緊急手術などの必要性が生じたときに，ステロイドが創傷治癒を長引かせるから外科処置はできないというのも理由にならない．創傷治癒の遷延は数週経ってからの副作用だからである．"ステロイド潰瘍"問題もこれと同様の問題構造である．ステロイド開始時に既知の胃潰瘍（せめて活動性の粘膜障害や潰瘍瘢痕）があれば，制酸薬を併用するだろう．しかし，それがないのにルーティンでステロイド開始と同時に制酸薬を投与するのは不適切に思う．ステロイドに潰瘍形成作用はなかったはずだが，粘膜病変の治癒阻害がか

表 2-4　時系列ごとのステロイドの副作用

- **投与開始すぐから**: 入眠困難，気分高揚
- **翌日〜数日**: 食欲亢進，血糖上昇，血圧上昇，Na 過剰，K 低下
- **2, 3 週**: 副腎抑制，コレステロール上昇，耐糖能異常，創傷治癒の阻害
- **1 カ月後以降**: 易感染性，Cushing 症状（ムーンフェイス，中心性肥満，多毛，無月経など）
- **数カ月後以降**: 皮膚変化（皮膚線条や萎縮，脆弱性）
- **長期経過した後（晩期合併症として）**: 骨粗鬆症，白内障，緑内障，無菌性骨壊死

かってくるのが2, 3週以降だとすれば，制酸薬を併用するなら2週以降くらいの時点で良いと思われる．

　少し話はずれるが，昔「ステロイド潰瘍」と呼ばれていたものはNSAID併用者に多かったとされるらしい（むろん，ステロイド潰瘍というものはないはずで，NSAIDによる粘膜傷害がステロイドによって創傷治癒が遷延するという理由で説明されている）．よって，NSAIDを使用する患者には制酸薬を優先的にかませてもいいかもしれない．せめて，「何もない」患者にルーティンでステロイド開始初日から制酸薬を併用することは避けたい．

■ステロイドの投与方法

　ここではやや一般論としてのステロイド投与方法を述べる．本来，本書・本章には必要のない知識も含まれるが，総論で述べたように“医療者のステロイドアレルギー”から脱却するためには，少し総論的なことを知っておかないといけない．

　「ステロイドの使い方を教えて欲しい」とよく聞かれるが，これに対するショートアンサーは「使う病態次第であり，病態を把握することが，すなわちステロイドの使い方」となる．これは単純に考えると，要は，例えば炎症病態の大きさを過小評価してステロイド量や期間を決めてしまったらその炎症病態を制御できないことになる．膠原病の活動性のような永続的なリンパ球の異常がもたらす臓器病態を，1〜2週やそこらの治療期間で制御でききはしない．これも病態把握の間違いの1つである．したがって，元も子もないのではあるが，ステロイドの使い方というのはいかに病態を把握するかに帰結する．

I　ステロイド投与方法の決め方の原則

　とはいえ，次にステロイドの投与方法の決め方について，原則のようなものを述べる．初めにどのステロイド製剤を使うかであるが，表2-5にその違いを簡単に示す．抗炎症が目的なら，点滴ではメチルプレドニゾロン，内服ではプレドニゾロンを使うのが普通，と考えておくと良い．

　具体的なステロイドの処方内容は，

表 2-5　ステロイド製剤

		内服の場合 1錠の mg	点滴の場合	用途
ヒドロコルチゾン	短期作用	10	1回 50 〜 200 mg	副腎不全の補充
プレドニゾロン		5	使わない	内服なら普通これ
メチルプレドニゾロン	その中間	4	1回 20, 40, 125, 250, 500 mg, 1g	点滴なら普通これ
デキサメタゾン・ベタメタゾン	長期作用	0.5	普通は静注	中枢や胎盤移行

A）1 日量

B）投与期間

C）用法

を設定すればだいたい決まる．例えば，

A）1 日量：内服プレドニゾロン 30 mg

B）投与期間：3 〜 4 週

C）用法：分割内服

と設定すれば，

> プレドニゾロン
>
> 30 mg/ 日を 5 日間，25 mg/ 日を 5 日間，20 mg/ 日を 5 日間，15 mg/ 日を 5 日間，10 mg/ 日を 5 日間，5 mg/ 日を 5 日間とし，合計 30 日間

のごとくレシピを組める．要するに縦軸（1 日量）と横軸（投与期間）をとって，横軸上の 0（投与開始時）から終了までに，投与開始時の量から概ね緩やかにリニアに 0 に向かって描くグラフのような減量の仕方とすれば良い（図 2-1）．

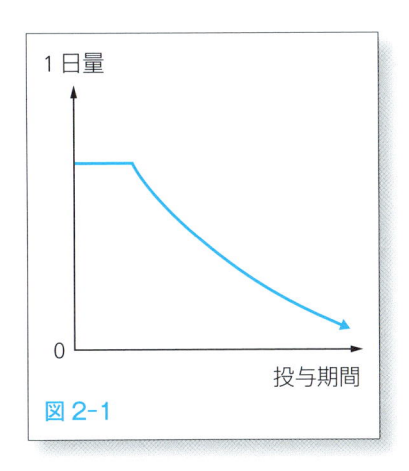

1 日量

0

投与期間

図 2-1

Ⅱ　ステロイドパルス療法について

　実はステロイドパルス療法には十分なエビデンスがない．ただ，ステロイドの薬理作用からは明らかにその治療内容に見合う効果があるはずである．これは私がどうこうでなく，先人たちを始めとする臨床医たちの知見と経験からステロイドパルス療法の有効性はあるものとして受け継がれているのである．

　ステロイドパルス療法では，あれだけの超大量のステロイドを使用するのだから，明らかに non-genomic effect を期待してのことである．いままさにある炎症に対して，その用量でもって炎症容積の「即時的かつ大幅な」減少を図るのである．前に述べたように non-genomic effect はまさに即時的で秒の単位で効果を及ぼし，また大量投与時の臨床効果の頭打ちもないことから，炎症病態におけるあらゆる「あとがない」状況で合理的な治療法と言える．

　ステロイドパルス療法の有効性がうかがえる臨床研究[1] は（臨床現場での実際の使用機会に比して）著しく少ない．それでもやや「拠り所」となっているものは，2006 年の巨細胞性動脈炎に対する米国の臨床研究で，洗練された研究デザインとなっている．治療開始を 15 mg/kg/ 日のメチルプレドニゾロンを 3 日投与する群とプラセボを投与する群とに分け，続く後療法はプレドニゾロン 40 mg/ 日とし，決められたやり方で減量していくというものであるが，結果は前者の群の大勝ちであった．細かく言うと，36

週時点で寛解していてプレドニゾロンが 5 mg/ 日以下に減量できている割合が 71% と 15% で，むろん統計学的にも歴然．再発率や後療法に用いたステロイドの積算量も大量メチルプレドニゾロンで開始した群で有意に少ないという結果だった．もちろんこの試験だけで，他の病態に同様の結果が得られるかどうかはわからない．ただ，パルスの有用性を一意的に懐疑的とみる向きもまた懐疑的である．ステロイドパルス療法をなんとなく実施することは許されないが，明らかに急速に主要臓器障害が顕在化していたり，循環や凝固などにおいて代償しがたい生理学的異常を呈していたりするようなときには，むしろ「積極的な適応」であると言えるのではないか．先の米国の臨床研究が象徴的にみえてしまうが，大げさに言えば，「初期に速やかに消炎すればその後は比較的少ないステロイドでも順調」という路線に時代が変わりつつあると思う．可及的速やかに，短期間のうちに炎症を終息させ，その後の維持治療は必要最低限でむしろ過剰であってはならない，というのが"今風"のやり方なのである．

　ステロイドパルス療法の実際のレシピは，実際には施設や個人単位に至るまでいろいろある．診療科で統一されていることが多いように見受けられる．個人的には成人 Still 病やマクロファージ活性化症候群や血球貪食症候群とその類似病態のような，明らかにサイトカインストーム病の様相の際のパルスが，やや極端な例であるもののサンプルとして象徴的であると考えている．これらの病態における炎症性サイトカインの量は莫大である．理論上はステロイドの「持続投与」が良いように思うがそれは非現実的としても，いわゆるトラフ値が高いほうが合理的であると思われる．なぜなら，薬剤が投与されていない時間帯にも患者のなかには膨大な炎症があるから，どの時間帯にも投与したステロイドが keep されているイメージのほうが抗炎症効果は高いはずである．よって，現場での実施可能性なども考慮し，1 日量としては，

- メチルプレドニゾロン 250 mg を 6 時間おきに点滴静注
- メチルプレドニゾロン 500 mg を 12 時間おきに点滴静注

　という投与方法が reasonable と思われる．日数は慣習的には 3 日間とするが，先に挙げた 3 病態（成人 Still 病やマクロファージ活性化症候群や血球貪食症候群とその類似病態）では，5 日間と決めておいても良いと思われる．ここまですぐの抗炎症を要さず事態が急速ではないときや外来で治

療するようなときには，分割投与ではなく 1,000 mg あるいは 500 mg の単回投与とすることもあるだろう．逆にメチルプレドニゾロン点滴全体を 1 週くらいとし，その 1 週間内で 1,000 mg → 500 mg → 250 mg のように漸減するやり方もある．あるというか，このような工夫が成り立つ世界でもある．

重要なのは，レシピの内容にこだわるのではなく，いかに適応を見極めて即座に開始に踏み切るかであるのは言うまでもない．

■「あとがない」ときのステロイド 〜各病態別のいろいろな適応〜

武器は配られた．いやそれは大げさかもしれないが，私としてはここまででとりあえずステロイドを処方することはできるようになったと思っている．あとは「決断」である．決断には個別性が強く，施設や治療者の違いなども加味すると幅はある．よって常に標準化できないし例外が存在するが，どのようなときには躊躇（ためら）わずステロイドを投入するかということは分類・例示できるかもしれない．この時点では何ら具体的ではないが，以下の A 〜 D に分類してみた．

A）急速に補充が必要

B）抗炎症が急務

C）抗炎症と免疫抑制が両方すぐ必要①：臓器障害の進行が速い

D）抗炎症と免疫抑制が両方すぐ必要②：臓器障害部位が深刻

A）急速に補充が必要

副腎皮質ホルモンの枯渇，あるいは急な分泌減少である．つまり急性副腎不全である．

副腎不全の一般的な症候として，血圧低下を伴う循環不全，昇圧剤の反応不良，倦怠感や熱，低 Na・高 K 血症などがある．これだけで見抜くのは厳しく，敗血症，出産，重症外傷，甲状腺クリーゼ，ステロイド服用中の患者の服薬中止あるいは医療者による中断，といった"状況"から副腎不全は生まれる．

最低でも急な相対的副腎不全を認知したら，ステロイドを補充するため素早く投与する．ヒドロコルチゾン製剤を使うことが多く，相対的副腎不

表 2-6　高サイトカイン血症を示唆するマーカーと alert level（アラート基準）の概数

- 血清フェリチン: 数千以上
- 血清可溶性 IL-2 受容体: 数千以上
- 尿中 β_2 ミクログロブリン（μg/gCr）: 数千以上

全なら初回 200 mg，状況的に絶対欠乏を疑うなら 400 mg を使用することも躊躇わない.

B) 抗炎症が急務

サイトカインストームの状態である.

先に述べた，成人 Still 病やマクロファージ活性化症候群や血球貪食症候群とその類似病態というのは代表的な 3 病態である. 成人 Still 病は，それなりの除外診断も必要であり，ただちに臓器障害や生命予後に直結する病態を恐れる必要はないが，期間や用量が中途半端（特に用量の不足）であると無効，再増悪は当然のことながら，リバウンド現象まで生ずる恐れもある.

可及的速やかな抗炎症を要する高サイトカイン血症の代理指標となるマーカーを表 2-6 に示す. 数千と言えども 1,000 〜 2,000 のレベルではあまり意味をなさず高値とは言いがたい. この場合は 5,000 〜 7,000 では高いと言えると思う. また小児では，血清可溶性 IL-2 受容体や尿中 β_2 ミクログロブリンは健常児でも相対的に高い. 少々の高値ではあまり意味をなさない. どのマーカーも，成人で「数万」，「十数万」，「数十万」は確実に異常である.

サイトカインストームの一般的症候は，副腎不全同様かなり非特異的で，症状は発熱や倦怠感，筋痛や関節痛，悪寒・食欲低下などであり，血液検査も CRP 上昇は必ずみられるものの，AST や ALT，LDH，CK 上昇なども程度にばらつきはあれ，しばしばみる. これを，単純に肝障害だとか筋原性酵素上昇などとして一意的に決めないほうが良い. AST/ALT，CK などに比して LDH が高いときが要注意である. 大まかに LDH がトランスアミナーゼの 10 倍であるとき，生体内で広範な組織障害が起こっている可能性がある. （AST88，ALT69，LDH902）や（ALT224，ALT198，LDH3370）は明らかにおかしい. 個人的にはこの「10 倍」にこだわる必要

はなく,「LDH の突出（prominent LDH）」を感じ取ることが重要である
と考えている.

　緊急的な治療開始根拠は，DIC の認識，進行性の血球減少，心腎不全へ
の発展，があれば問答無用と言えるが，血球減少が問題になることが現実
的には多い．したがって，「骨髄穿刺→骨髄スメア検鏡→血球貪食像の確
認」の後に，（原疾患や病因はともかく）血球貪食症候群という病態に対し
てステロイドパルス療法開始というパターンが個人的には多かった．この
「　」内の事柄は，血液内科医が本気を出せば半日で完了できる．具体的な
処方は，メチルプレドニゾロン 250 mg を 6 時間おきに点滴静注あるいは
500 mg を 12 時間おきに点滴静注を 5 日間，というのを標準としておくと
良いと思われる.

C) 抗炎症と免疫抑制が両方すぐ必要①：臓器障害の進行が速い

　膠原病の活動性による臓器症状が進行性であるという状況が一番の例で
ある.

　対象は病態である．急速性進行性糸球体腎炎，横断性脊髄炎，意識障害
や痙攣などを伴う脳症，下垂足となるほどの運動障害を伴う末梢神経障害，
肺胞出血，非常に進行の速い間質性肺炎，といった臓器病変の進展速度が
速いように思えるときはステロイドパルス療法開始である．これは膠原病
内科医，あるいは当該臓器の専門家と相談して決めることになるだろうが，
専門医資格を持つからといって臨床的な判断に優れるわけではないことに
注意が必要である.

D) 抗炎症と免疫抑制が両方すぐ必要②：臓器障害部位が深刻

　速度の速い進行性の病態ではないが，不可逆な障害や深刻な後遺症を残
す部位の障害を及ぼす潜在性のある病態.

　眼動脈の阻血により失明のリスクがある巨細胞性動脈炎，気道軟骨病変
により窒息のリスクがある再発性多発軟骨炎，急な嚥下障害のリスクがあ
る多発筋炎や，各種病態により脳梗塞や心筋障害を合併した場合など，速
度の点では「あとがない」と言えるわけではないが，深刻なリスクが迫っ
ているという点で看過できるわけではないという意味の「あとがない」で
ある．膠原病は全身性の自己免疫性炎症性疾患と言えるから，膠原病は普
通この D）に該当してしまうだろう.

■ 「あとがない」の他の意味

　前項D) で，「あとがない」というのが必ずしも生命の危機だけを言うのではないという例示をした．ここでは，さらにその解釈の拡大を図る．哲学的に突き詰めれば，あらゆる選択は「あとがない」からするのである．我々には時間という外圧が常に後ろからかかっているのだとすれば，どんな迷われる状況であっても決断せねばならないのである．したがって，臨床上のあらゆる decision making の場面は「あとがない」のである．

　例えば，リウマチ性多発筋痛症（PMR：polymyalgia rheumatica）が疑われる患者．限りなく PMR が考えられるのに結核菌インターフェロンγ遊離試験が陽性だったために，結核が除外しきれないことからいつまでもステロイド治療に踏み切れないでいたというケース．あるいはリンパ節生検と臨床診断から菊池病と確定できた患者で，教科書的な記載から 1〜3 カ月ほどで解熱・自然終息すると期待していたが，高熱が遷延し精神的に消耗してきたうえに，勤務の欠勤も増えてきて社会的な喪失も出てきたために対症療法の限界がきているというケース．もう 1 つは，典型的な，血清学的にも確定された伝染性単核球症で，肝炎のピークを少し超えた 2 週あたりで貧血が進行．検査を追加したところ自己免疫性溶血性貧血と診断．その病因が感染契機であるならばと 1 週経過をみたが改善せず貧血は進行し，また解熱も不十分だった．ステロイド投与も検討していたが「感染症があるのにステロイドとは何事だ」との部長からの鶴の一声でステロイドは pending となった．一方で患者の病悩と貧血進行はとどまらず，担当医が困り果てたというケース．

　ここで挙げたのはわずか 3 例ではあるが，このように mortality にまでは直結はしないが，3 例とも各担当医が「あとがない」と感じた状況だったように思う．3 例に共通するのは，その状況が「ステロイド需要が高い」ように思われたことで，問題はそれにもかかわらず「ステロイドを投与する勇気」がなかったということであろうか．勇気というのは，無謀で危険なギャンブル精神では決してない．確かで正確な知識を身に付けて，治療に踏み切った後のフォローまで行い，そのフォロー内容は治療副作用の管理はもちろん合併症の治療あるいはそもそもの診断の見直しまでカバーするものであって，迷いや苦しみを負い続ける責任感まで含めて「勇気」と

呼ぶのである.

1例目のPMRのケースでは，そもそもPMRに罹患するような本邦の高齢者では結核菌インターフェロンγ遊離試験の結果によらず結核のリスクがあることを考え続けて治療をしていかなくてはならない．よって，結核を除外し切ることをステロイド開始の前提にしていては何も進まない．例えば，整形外科医が患者を直接担当しているとして，内科医に感染症を除外してくれと依頼されて対応したとしよう．内科医としては，感染病原体の非存在証明は難しいから，「～は否定できません」とdefensiveな回答をしがちである．そして，ステロイド開始については担当医にその決断を委ねることだろう．このとき，患者に対して望まれるのは医師の責任感なのだろうと思う．2例目の菊池病のケースでは，どういう経緯でステロイドが控えられていたのだろうか．「ステロイドの副作用」の項で指摘した誤謬を犯したのかもしれない．実際には菊池病はステロイドが著効するため，高用量を要さないばかりか3週前後ほどでステロイドの投与が終了する治療内容でいけるのだが，担当医はそれを知らなかった可能性がある．あるいは，「ステロイドの副作用」の項 表 2-4 の内容を十分把握せず，1カ月以降に問題になる副作用まで説明してしまって患者の不安を増長し，「患者希望で」ステロイド治療に同意しなかったという背景も考えられる．適切にステロイドの副作用の説明をすれば，適切にステロイドが開始され，早期に熱を終息できたかもしれない．3例目に出てきた部長さんは，「ステロイドの副作用」の項で取り上げた，『ステロイドは服用後ただちに免疫を下げ感染症を悪化させる』教の敬虔な教徒かもしれない．宗教の自由もあるのでなんとも言えないが．では，この溶血性貧血は一体どうするのだろうか．解熱目的のステロイドというのはどうかと思うが，溶血性貧血は立派な合併症である．この状況で，ステロイドを怖がるというまでは良いだろう．しかし，悲鳴をあげているのは患者の体であって，担当医の立場ではないことも忘れてはいけない．

ステロイドという武器を放った後に，それを放ちっぱなしにしないところが，戦争と違うところである．ステロイドを投与したあとも仕事は続く．この3例の種の「あとがない」状況でステロイド投与に踏み切らせるのは，その瞬間の単なる賭け的な思い切りではなく，その後も患者をフォローする・フォローし切るという責任感の発動なのだろうと思う．

■おわりに

　決断のところどころでステロイドの副作用が問題になるかと思う．ステロイドの副作用に関する説明というのは，あり得る副作用すべてを話してすべてに同意してもらうことではない．ステロイドを使った場合と使わない場合とで，それぞれにメリット・デメリットがあることをわかってもらい，そして，そういう選択肢が存在することを示すことである．

【文献】

1) Mazlumzadeh M, Hunder GG, Easley KA, et al. Treatment of giant cell arteritis using induction therapy with high-dose glucocorticoids: a double-blind, placebo-controlled, randomized prospective clinical trial. Arthritis Rheum. 2006; 54: 3310-8. PMID:17009270

JCOPY 498-01020

Section 2

疾病ごとの解説に先立って

　本項では，いよいよ疾患別にということではあるが，早速やや矛盾が生じていることにお気づきだろうか．本項，というか本書は「診断名がない」なかでどうするかというのをテーマとしていたはずだ．それが本項のコンテンツには「疾患 / 病態名」が並んでいる．医学書・教科書で，疾患名を冠した項目の記述は普通はその疾患の包括的記述，あるいは細部の解説となるだろう．ただ，そういった記述から知識や情報を得ることには心理的盲点がある．それは，書き手も読み手も，疾患名を先に知っている状態でそれを得ようとしているという点である．

　確かに，疾患を理解するには網羅性がなければならない．そしてプロであるならば，できるだけ細かい知識，周辺領域の知識，多数の例外やバリエーションに関する知識などを身につけねばならず，実際そうしていることかと思われる．しかし実際の臨床では，どんな疾患でも発症した当初から「病名」の看板を背負って受診するわけではない．最初に患者が持っているのは「症状・症候」であって，それ以外の情報は最初であればあるほどまったくない．ノーヒントの状態で，まだ診断名もわからないまま，患者から "小出しにされる" 量的にも質的にも不完全な情報から診断を推測する作業は，実は疾患にまつわる知識の量でまかなえない．というか，全然違う脳の使い方をしている．未知の状態で一定以上のパフォーマンスを出せる人と，出せない人とがいる．こう言うと前者の人のほうが優れているというような言い方になるがそういう議論ではない．

　ここで述べたかったのは，ここから始まる "疾病ごとの" 解説は，その疾患がまだ確定されない段階でどう考えるか，どう疑うかに焦点を絞って記述したということである．最低限の疾患の概要は記したとしても，他書・成書を読めばわかるようなことは思い切って省く方針とした．つまり，疫学や機序，概念，治療，あるいはそれらの文献考察などは記述していな

い．その代わり，どういう経過で医療機関にやってくるか（プレゼンテーション），疾患の発見契機，臨床医の認知の仕方・拾い上げ方を記述した．どんな検査をすれば診断を確定できるか，をシンプルに書くのではなく，可能な限り日常的な一般的検査でそれらの結果を発端としてどこまでどう疑うかを重視した．あとはとにかく，「病像」というものを読者諸氏の脳内に投影できるようにということを心がけた．

ここで取り上げる病態の選定基準は，本章「総論」でほぼ述べられていると思われる．基本的に病態が急激に発症・急速進行し事態が切迫しつつあるなかで，診断を確定したくとも，生じている・得られている所見や情報が診断を定めるには非特異的過ぎるために診断を確定し切れず，一方で診断確定を待たずに何がしかの治療介入をしなければ患者（の生命あるいは機能）を失うという状況になり得るものを集めた．

と，このように言うと格好良いのだが，実際の内幕は，筆者が思いつくまま一気に挙げた疾患たちである．よって "爽やかな恣意性" があると思って欲しいのであるが，結果的には共通点がみえた気がするのである．それは，炎症とともに血液・凝固異常がある，あるいは血液腫瘍の炎症病態の側面，といったあたりである（本章「内分泌クリーゼ」，「原発不明がん」以外）．共通すると感じた keyword は「血液学（Hematology）」だと思った．総論のところで科の問題でないと言っておきながら筆者自ら「科」の話に戻してしまった．そうなのである．ここに臨床内科学の "weak spot" があると思っていて，血液内科医という存在が希少であること，血液内科医の本領（というか本懐）は白血病の克服であり炎症性病態ではないこと，かと言って感染症・膠原病といった分野との境界領域も広く血液内科医がよりその "本懐" に寄ってしまう，といった複数の背景がある．つまり，血液内科領域の白血病以外の領域が鬼門なのである．また，原発不明がんの診療も本来は腫瘍内科が適切な科に思えるが，腫瘍内科医はまだまだ希少である．

血液内科医さえ増えれば良いとはまったく思わない．なぜなら，境界領域にあるのは血液・凝固異常に加えて多彩な炎症病態・免疫異常などが複合的に絡み合ったものたちであり，結局は総合力・応用力などが問われるからである．よって，やはり科の問題ではないのである．「総合診療ブーム」などがあると私は信じないが，将来の診療科を迷うような段階の若い

医師たちの一部がもし"総合志向"を望むのなら,「血液腫瘍の専門医」で
はなく「血液学を専門とした内科医」というものを目指したらどうだろう
か. これは非常に臨床的に汎用性が高く, 総合医としての本領も専門医と
しての本領も発揮できる.

　ここに取り上げる10の疾患群たちが, 少なくとも科同士の押し付け合い
にならないことを切に願う. 患者のアウトカムを優先とした診療が繰り広
げられることを願って, 以下の各論の前書きとしたい.

血球貪食性リンパ組織球症 / 血球貪食症候群

■疾患概要・プレゼンテーション

　血球貪食性リンパ組織球症 / 血球貪食症候群（HLH/HPS: hemophago-cytic lymphohistiocytosis/hemophagocytic syndrome）は「臨床的に捉えられる病態」としたほうが良いから，血球貪食症候群（HPS）のように名称に"症候群"と付いてくるのは好ましいと思う．しかし，「血球貪食」という現象を前提とせずに定義できる病態であるということに留意されたい．つまり，血球貪食像を待たずに診断・治療できたほうが良い．現時点では血球貪食性リンパ組織球症（HLH）と呼ぶ向きが優勢であり，本章でもHLH と呼ぶことにする．

　HLH は，いろいろな原因で制御が困難となった高サイトカイン血症による諸症状・諸症候である．過剰なサイトカイン増多は，マクロファージの活性化（これ自体もサイトカインを誘導，血球を貪食する），骨髄抑制（血球減少の悪化因子），血管内皮障害（播種性血管内凝固など）をきたす．よって，放置することはすなわち臓器不全，感染症併発，出血などの歯止めがきかなくなり死を意味する．HLH は，原因はともかく共通するのは高サイトカイン血症であり，これを臨床のなかでどう素早く認知するかが鍵となる．

　まず，この病態に起きやすい年齢帯や性別があるわけではない．よって，疫学傾向で推測しにくいのが難点である．初期症状はやはり，発熱・悪寒・悪心（嘔気，食欲低下）・頭痛などの局在のない非特異的症状でやってくる．採血では炎症反応が上昇するから，「高熱・悪寒・CRP 上昇」などの組み合わせから，細菌感染症と想定されて抗菌薬投与が始まるという経緯は多い．あるいは，ウイルス感染かもしれないとされるパターンであろうか．前者は，「抗菌薬がなかなか効かないから画像検査をしよう」，「肝機

能異常は抗菌薬の副作用かもしれない」,「抗菌薬を変更してしばらく様子をみよう」などと一見適切に思えるプランが真逆で極めて不適切なものとなる可能性がある.「炎症＋肝酵素上昇」がただちに抗菌薬の必要な病態であると直結はできないはずで, 要は鑑別診断が重要である. 炎症性サイトカイン自体が肝酵素・筋原性酵素を誘導するし, ウイルス感染自体がHLHのトリガーとなり得るわけであるから, 後者の「ウイルス感染かもしれない」と考えておくことはまだ病態不明の段階でのアセスメントとしては非常に reasonable である.

　もっと卑近な発想でも良い.「かぜが治らない」や, それこそ「抗菌薬投与でも治らない」でも良い. 次に血液検査をしてみようといったアクションにつなげることが大事である.

■発見契機・認知の仕方・拾い上げ方

　ただ, こうした発熱, 悪寒, 悪心（嘔気・食欲低下）, 頭痛の組み合わせでウイルス感染的な心構えで, と言ってもまだ HLH を特異的に疑えたことにはならない. ポイントは, ①組織障害を読み取る, ②高サイトカイン血症を読み取る, の2つである.

　①はおおよそ血液検査での LDH で代替できるであろう. このことは, ②も含めて Section 1「ステロイドについて」の項ですでに述べた. 目安はAST の数倍, 10 倍以上なら確実, と考える. AST 60, ALT 47, LDH 498 などは傍観できない.「LDH の突出（prominent LDH）」を感じ取ることが重要であるということを, ここでも再び述べておく.

　表 2-7 に高サイトカイン血症を示唆するマーカーと alert level（アラート基準）の概数を示す表を再掲した. これらは高サイトカイン血症を示唆する代理指標となるマーカーで, 数千と言えども 1,000 ～ 2,000 のレベルで

表 2-7　高サイトカイン血症を示唆するマーカーと
alert level（アラート基準）の概数（再掲）

- 血清フェリチン: 数千以上
- 血清可溶性 IL-2 受容体: 数千以上
- 尿中 β2 ミクログロブリン（μg/gCr）: 数千以上

はあまり意味をなさず高値とは言いがたいが，5,000 ～ 7,000 では高いと言って良い．どのマーカーも，成人で「数万」，「十数万」，「数十万」は確実に異常である．

■ どう「あとがない」のか

これについては実はもう述べた．著しいサイトカイン増多（サイトカインストーム）は，マクロファージの活性化，骨髄抑制，血管内皮障害をきたし，血球減少・凝固不全が進行するだけでなく，炎症により血管透過性が亢進し，体液貯留も進み循環の維持が困難になる．よって，放置することはすなわち臓器不全，感染症併発，出血などの歯止めがきかなくなり死を意味する．

HLH を認識できた時点でも，その原因・トリガーが不明・不明瞭なことが多いという点も臨床医泣かせであり，治療を決断する大抵の医師が「あとがない」と感じて治療開始する病態である．

■ すぐさま何をすべきか

"かもしれない"という段階では骨髄穿刺・骨髄液スメア検鏡での血球貪食像の確認と原疾患・トリガーの推定である．ただ，進行が早いのでHLHを疑ったと同時に「ステロイドパルスをどうするか」を考えるべきである．HLH の発症が感染症によるものかもしれないと言い出す者に対する理論武装を同時に始めておくと良い．また，骨髄穿刺前に「骨髄穿刺後に治療を開始する」と決めておくと理想的である．

EBV 関連 T/NK 細胞リンパ増殖症としての慢性活動性 EBV 感染症

■疾患概要・プレゼンテーション

　EBV 関連 T/NK 細胞リンパ増殖症（EBV-T/NK-LPDs: EBV-associated T- or NK-cell lymphoproliferative diseases）としての慢性活動性 EBV 感染症（CAEBV: chronic active Epstein-Barr virus infection）は，Epstein-Barr ウイルス（EBV）に感染した T あるいは NK 細胞の腫瘍の総称であると理解すれば良い．慢性活動性 EBV 感染症（CAEBV）という概念が"感染症"ではないということは，もはや誰もが知るところではあると思われるが，この病態を広めたという意味で馴染みのある呼称ではある．現在では，EBV-T/NK-LPDs という包括概念に"かつての"CAEBV が含まれたと考えておけば良い（COLUMN も参照）．本項では，それを便宜的に CAEBV／EBV-T/NK-LPDs と表記しておくことにする．

　個人的にはこの病態は，不明熱の原因疾患となるもののなかでも"最凶"の疾患と考えていて，あまり良い思い出がない．もちろん血液疾患としての難易度もあるだろうが，やはり不明熱病態という切り口での診断的高難度さが際立ち，不明性を高くする要素が揃い切っているやはり最凶の疾患なのである．

　プレゼンテーションは多様で，病態のつかみ方も容易ではない．とにかくまず熱は必発と考えて良い．ただ一相性・単相性の経過と考えず，発熱エピソードを繰り返すという病像で準備していたほうが良い．「反復性もしくは増悪・寛解を繰り返す，という性質でくる」としておくべきである．一度盛り上がった病態が，自然に消沈することがあるという理解である．ここはすべての臨床医の盲点となる．血液内科医は治療を引き受ける側であるせいか，この病態を疑う端緒を「持続する炎症」としがちである．しかしこの病態は持続してしまった時点ではもう厳しい．一度良くなる（=

間欠期がある）ような病態が,「腫瘍（がん）」であるはずがない, という心理面の隙ができてしまう疾患なのである.

　発症年齢は幅 1 〜 27 歳で平均 8.3 歳であるのにもかかわらず, 診断時年齢は幅 5 〜 31 歳で平均 14.2 歳だったという文献[1]がある. 1 〜 6 年くらいは遅れるものとすべきであると言いたいところであるが, この遅れ自体を含めてしまう形で本症の経過全体と考えておくべきである. 症状を反復しているこの数年を血液内科医がみている可能性は低く, むしろ非血液内科専門医の目に期待したい疾患である. 逆に, 例えば「発熱＋血球減少」のエピソードを反復する経過を血液内科医がコンサルトされたときに,「血液疾患ではない. 別の疾患から鑑別してください」といった生返事をしては,（本症：CAEBV ／ EBV-T/NK-LPDs がある限り）血液内科専門医の責務を果たし切れているとは言いがたい.

　さて, それらの反復エピソードの内容は, CAEBV と呼ばれて認識されつつあったときは,「伝染性単核球症様の症候」と考えられていた. 具体的には, 発熱・肝障害の他, リンパ節腫脹や肝脾腫などの組み合わせのことを言っていて, まさにその通りではある. しかし, もし血液検査がされないでいると, この「肝障害」は認識されないことになる. また, 忙しい外来で患者を横にしての肝臓や脾臓の触診を省けば「肝脾腫」を検出できない. すると,「若年者の熱とリンパ節腫脹」だけが残ることも多く, これはすなわち「かぜ」とされる症候群である. しかも CAEBV ／ EBV-T/NK-LPDs は, 繰り返すエピソードというのが数日程度持続して終わるということが通常であり, まさに「かぜ（の繰り返し）」とされるには十分な要素が揃ってしまうことになる. また, 次項で述べる「粘膜傷害」も本症の臨床的特徴と言え, 口腔内びらんが咽頭痛となり, やはり「かぜ」とされる要素が揃う.

■発見契機・認知の仕方・拾い上げ方

　まず, 表 2-8 に CAEBV の臨床的所見の特徴についてまとめた[2].

　"EBV-T/NK-LPDs" という括りは便利で, EBV 感染細胞が T 細胞か NK 細胞かを区別していない. ただ, 現実の臨床ではどちらの細胞に感染しているかは, 病像に関わるので重要である. ① NK 細胞はアレルギー的,

表 2-8　CAEBV にみられる臨床所見

• 発熱	92.7%
• 肝腫大	79.3%
• 脾腫	73.2%
• 肝障害	67.1%
• 血小板減少	45.1%
• 貧血	43.9%
• リンパ節症	40.2%
• 蚊刺傷に対する過敏	32.9%
• 皮疹	25.6%
• 種痘状水疱症	9.8%
• 下痢	6.1%
• ぶどう膜炎	4.9%

②T 細胞は伝染性単核球症的，と把握すると良い．ただし，これも病像・病態理解のための便宜的な区分けである．というのも，近年になって「成人発症」の CAEBV では，NK 細胞であろうと T 細胞であろうと，リンパ節腫脹と皮疹以外にあまり臨床的な差がみられなかったとする集計が出された[3]．よって，以下に述べることは，発症年齢が上がれば上がるほど，EBV 感染細胞が T 細胞，NK 細胞のどちらであってもあまり病像に差は出ないかもしれないことに留意いただきたい．

　CAEBV 全体では，NK 細胞に EBV が感染している場合（①）は，かの有名な「蚊アレルギー / 種痘様水疱症」の頻度が高いようである．蚊アレルギーとは，蚊刺傷に対する皮膚の過敏のことで，単純な発赤ではなくただれて浸出液が出るほどのひどい皮膚反応を言う．また，ベースの血清 IgE 値は高値であり，T 細胞の場合と比べて発熱の頻度が低い．以上より，NK 細胞が感染細胞となっている CAEBV ／ EBV-T/NK-LPDs は，少し特異な病像を取ると別に理解しておいたほうが良いかもしれないということがわかる．すなわち，熱性病態というよりアレルギー病態という理解である．

　EBV の感染が T 細胞でそれが腫瘍化したタイプ（②）が，概ねこれまでに述べた"難しい不明熱"の病像を取るものと捉えて良い．よって，決してしてはいけない愚かな発想は「蚊アレルギーが認められないので本症は否定的」とするものである．念のため言い添えるが，**表 2-8** でも示した

ように蚊アレルギー自体は頻度は高くなく，また熱の頻度が比較的少ない NK 細胞型にみられやすい現象であることから，T 細胞型（②伝染性単核球症様エピソード反復型）のものではなおさらこの蚊アレルギーの所見を拠り所にしてはいけない．蚊アレルギーがないことを，本症の可能性を低めることに使ってはいけない．

　具体的に発見契機とすべき事柄は，「数日で終息する発熱をこれまでに何度か繰り返している」という病歴である．そのとき「ひどいかぜを，このところよくひく」という触れ込みをそのまま鵜呑みにすると見逃す．かぜと言えば，発熱・鼻汁・咽頭痛・咳などが同時多発的に生ずるものを言い，「発熱・頸部リンパ節腫大のみ」というのはおかしい．この「（かぜにしては）おかしいと感じる目」を平素から持つことが本症を発見・認知する力となる．「またかぜか」の発想がとにかく不適切で，初めの一歩としては「これはかぜではなく伝染性単核球症かも」と思うことであり，その次の一歩として「伝染性単核球症なのになぜ繰り返すのだろう」と思うことである．

　ここで伝染性単核球症と明確に異なる点を表 2-9 にまとめた．ここに載せていない項目では区別・鑑別は難しいということでもある．具体的には，年齢・肝障害・リンパ節腫脹・肝脾腫・EBNA 値では両者の区別は困難である（逆に言えば共通項である）．ただ，LDH がそうであるように

表 2-9　CAEBV の発熱エピソード時の症候と伝染性単核球症との違い

CAEBV の発熱時		伝染性単核球症
数日のものを反復	発熱の様式	約 2 週で終わる一相性
高値	VCA-IgG	陰性
あり	貧血	なし
あり	血小板減少	ほぼなし
AST 値に比して突出して高い	LDH	異常値で良いが突出はしない
高い	血清 IgG 値	正常
口腔〜口蓋〜鼻粘膜〜消化管（上部〜小腸）に粘膜病変を作り得る	粘膜傷害・粘膜病変	扁桃腫大と滲出物付着
あり得る	ぶどう膜炎	なし

CAEBV ではフェリチン値が高い．これを表2-9 に示していないのは，伝染性単核球症でのフェリチン値については知見も個人的な経験もないからである．反復する発熱エピソードの際に何千にもフェリチン値が上昇していれば怪しいと思う目を持って良いだろう．

最後に個人的経験を加味すれば，CAEBV ／ EBV-T/NK-LPDs では消化管の潰瘍，腹痛・下血，鼻粘膜病変はけっこうコモンなのではと推測している．場合によっては本症であることすら認識されず謎の死を遂げている例もあるのではと「合理的な邪推」をしている．よって，科で言えば消化器科や耳鼻咽喉科に潜在している可能性がある．繰り返す謎の消化管出血，難治性の鼻咽頭潰瘍といったなかに本症が紛れているかもしれない．

この疾患をひと段高く見積もったときには，VCA-IgG と EA-IgG 抗体を測定する．これは VCA-IgG と EA-IgG を surrogate marker として持続的 EBV 血症を推定する行為である．VCA-IgG は 640 以上，EA-IgG は 160 で有意とするが，これまでに述べた病像の情報のほうが優先である．これら IgG 抗体価で高ければ，次は血中の EBV のウイルス量（DNA 量）の測定に進む．これで 2.5 copy 以上であれば陽性と考える．多くの例で突き抜けて高いため，あまり細かい数字は覚えなくて良いだろう．

■ どう「あとがない」のか

この疾患の恐ろしいところは，病初期に「あとがない」と臨床医に思わせないことである．「あとがない」と思えたときには，残念ながらときすでに遅しという場合が多い．

「あとがない」内容をあえて言えば，HLH，リンパ腫化，播種性血管内凝固，急性肝不全，消化管穿孔，中枢神経病変，心筋炎，間質性肺炎などであり，何と言っても最終局面では白血病化することもある．このような致命的合併症がみられてから「あとがない」と認識したのでは意味はない．

■ すぐさま何をすべきか

実はこのような「急変」がみられてから大量のステロイド治療をしても病態を押し返すことは難しい．実際にはもう初期から化学療法（プレドニ

ゾロン，シクロスポリン，エトポシド 3 剤併用療法）が必要である．サイトカインストームに対して血漿交換も必要となるかもしれない．

　そこで「すぐすべきこと」としては，というか理想とするのは，<u>可能なら"伝染性単核球症とは区別できるような発熱エピソードを反復する経過"を重くみて，そのような患者に EBV の IgG 抗体を測定し EBV ウイルス量を測りにいくという行動を取る</u>，ということにある．この能動的にウイルス量を測定しにいくという場を作ることを「すぐすべきこと」としたい．いまからできることは，この EBV-DNA 量測定を保険適用とする働きかけかもしれない．

【文献】

1) Kimura H, Hoshino Y, Kanegane H, et al. Clinical and virologic characteristics of chronic active Epstein-Barr virus infection. Blood. 2001; 98: 280-6. PMID: 11435294

2) Kimura H, Morishima T, Kanegane H, et al; Japanese Association for Research on Epstein-Barr Virus and Related Diseases. Prognostic factors for chronic active Epstein-Barr virus infection. J Infect Dis. 2003; 187: 527-33. PMID: 12599068

3) Kawamoto K, Miyoshi H, Suzuki T, et al. A distinct subtype of Epstein-Barr virus-positive T/NK-cell lymphoproliferative disorder: adult patients with chronic active Epstein-Barr virus infection-like features. Haematologica. 2018; 103: 1018-28. PMID: 29242302

節外性 NK/T 細胞リンパ腫，鼻型

■疾患概要・プレゼンテーション

　節外性 NK/T 細胞リンパ腫，鼻型（ENKL: extranodal NK/T-cell lymphoma, nasal type）は，鼻腔とその周辺に好発し肉芽腫性の進行性壊死性病変を作る悪性リンパ腫の一亜型である．成人に多く，男性のほうが女性より多い．アジア，中南米に比較的発症頻度が高く，わが国では全悪性リンパ腫の 2 〜 3％，韓国・香港では非ホジキンリンパ腫の 8 〜 9％を占めるという．大部分は節外性で鼻腔に生じるが，他には鼻咽頭，口蓋，皮膚軟部組織などにも発症する．

　鼻閉感，片側性血性鼻汁，顔面腫脹，発熱が初発症状であることが多く，病変は腫瘤を形成しないこともあり，発症当初は「リンパ腫」というものが想起されないことがほとんどである．ただ，鼻咽頭〜口蓋などの病変では潰瘍形成を認めることが多く，これらに関連する症状は苦痛が強い．リンパ腫としてはときに上気道のみに限局するタイプもあるが，一般に進行が早く，早期に全身へ広がり診断時にすでに予後不良となることが多い．

　実はこのリンパ腫は，進行すれば血液貪食リンパ組織球症（HLH: hemophagocytic lymphohistiocytosis）を伴いやすいという性質がある．つまり，頭頸部領域の難治性の粘膜病変の原因精査に際し，急に発熱したり肝障害がきたり，aggressive 化してしまって状態悪化の進行のスピードが加速するような経過を取る．急性肝不全のような病像となることもある．

■発見契機・認知の仕方・拾い上げ方

　まずは頭頸部領域の局所的な粘膜病変で拾うのが一番だと思われる．潰瘍ができるなど，とにかく痛い粘膜病変であり鼻粘膜，軟口蓋，硬口蓋，舌，

咽喉頭などのなかからどこでも良く，名称の通り鼻腔に多いことから耳鼻咽喉科が初回・初期の受診科の筆頭になるかと思われる．

　この疾患の拾い上げの難しい点は，当然のように耳鼻科医が生検をしても局所の炎症所見が強すぎて壊死組織ばかり取れてしまって生検・組織診が不成功に終わることが多いという点である．病理医にまったく罪はないが，壊死所見があまりに前景に立ちすぎ病理医から「炎症ですね」と言われて終わることが多いのである．よって鍵となるのは，「1度くらいの生検では診断的とならない」ということを疾患の特徴として織り込んでおくということである．

　もう1点，拾い上げを難しくする要素として前項で述べた著しい aggressive 化に伴い得る HLH 合併である．これは拾っている間にあれよあれよと進行するところが難しい．肝障害や炎症など，ラボデータが急速にかなり荒れた状態でHLHを疑うに至ることもある．HLH全体でリンパ腫が原因となる割合は多くはないが，HLH を伴いやすいリンパ腫のなかにこの ENKL は血管内リンパ腫（IVL: intravascular lymphoma）と並んで多いとされる．原因不詳の HLH をみていてそれが初診時の症候であったとして，かつ鼻腔周辺の問題を持っていたら本症を強く疑う．

■どう「あとがない」のか

　ENKL が一度炸裂してしまえば，それは HLH の"末路"と同じであるので，HLH の項を参照されたい．一方で，本態はリンパ腫であるから病変 / リンパ腫細胞が全身へ播種するという潜在性もある．次項「血管内リンパ腫」の"末路"とも重複する．いずれにせよこのリンパ腫も，放置はすなわち多臓器不全，種々の生体の代償不全がみられ，生命の維持は難しくなる．

■すぐさま何をすべきか

　もちろん ENKL への化学療法であるが，まだ（ENKL という）診断名が不明瞭の段階でも，少なくとも HLH 病態を認識したら，治療を待ってはいけないリンパ腫であると認識すべきである．よって，ステロイドパル

ス療法に踏み切るべきである．

　もちろん理想的には，パルス前に局所病変の切除生検，骨髄穿刺の実施が理想的であろう．その際に 2 つ留意点がある．1 つは，「本当に治療を待てるか」の検討と判断である．「結果で決めよう」という鶴の一声を掻き消すくらいの治療を急ぐ意気込みをここでみせるべきである．もう 1 つが，病理医とのやりとりである．精査する臨床側がこのリンパ腫を強く疑っていることが重要で，（可能であれば）見慣れた病理医に ENKL を疑っていることを直接伝えるということがポイントである．担当医自身が，ENKL を疑っていることを病理医に十分伝えることで組織像の読みが変わり，また必要な染色などの診断的方向性も付き，場合によっては診断が一転したりするのである．病理医・病理レポートは真理を述べてくれる"教皇"のような存在ではない．患者を中心にした，臨床担当医と同列，同じメンバー・同僚として捉えていたほうが良い．

COLUMN

EBV 関連 T/NK 細胞リンパ増殖症の分類

　EBV 関連 T/NK 細胞リンパ増殖症（EBV-T/NK-LPDs: EBV-associated T- or NK-cell lymphoproliferative diseases）は，Section 4 でも取り上げた慢性活動性 EBV 感染症（CAEBV: chronic active Epstein-Barr virus infection）を含んだ概念であり，CAEBV はその中核をなす病態である，という考え方で良いようである．つまり，"CAEBV" という疾患名を残しつつ上位概念である EBV-T/NK-LPDs として捉える，という理解で現時点では考えておくことにする．Section 5 で取り上げた節外性 NK/T 細胞リンパ腫，鼻型（ENKL: extranodal NK/T-cell lymphoma, nasal type）も，EBV-T/NK-LPDs の 1 つである．

　EBV-T/NK-LPDs の分類を表 2-10 に示した．急性 / 一過性，慢性 / 進行性，悪性，その他（移植後関連など）の 4 つのブロックに分けているところがポイントであり興味深い．この分類によれば，EBV-T/NK-LPDs をなす病態のうち，良性・急性で一番馴染みのある病態として EBV 初感染に関連した血液貪食リンパ組織球症（HLH: hemophagocytic lymphohistiocytosis）がある．CAEBV は当然「慢性 / 進行性」のなかに入り，ENKL は「悪性」のなかに入る．実は Section 3 〜 5 は，実にいずれも EBV 関連あるいは EBV-T/NK-LPDs と言える．

　結局 EBV は，ときに人間を「あとがない」という状況に追い込むウイルスなのだと思った．恐竜，人類の次は，EBV（ヘルペスウイルス）が地球で隆盛を極める気がしてならない．

【文献】

1）Sawada A, Inoue M, Kawa K. How we treat chronic active Epstein-Barr virus infection. Int J Hematol. 2017; 105: 406-18. PMID: 28210942

2）澤田明久，井上雅美．慢性活動性 EB ウイルス感染症の病態と治療．日本造血細胞移植学会雑誌．2014; 3: 1-11.

表 2-10　EBV-T/NK-LPDs の分類
(Sawada A, et al. Int J Hemotol. 2017; 105: 406-18[1] より改変)

1. 急性 / 一過性	・初感染 EBV 関連血球貪食性リンパ組織球症：primary-EBV infection-associated hemophagocytic lymphohistiocytosis（primary-EBV HLH） ・古典的種痘様水疱症：classical hydroa vacciniforme（cHV）
2. 慢性 / 進行性	・慢性活動性 EBV 感染症：chronic active EBV infection（CAEBV） ・蚊刺過敏症（蚊アレルギー）：hypersensitivity to mosquito bites（HMB）（mosquito bite allergy：MBA） ・重症型種痘様水疱症：severe-type hydroa vacciniforme（sHV）
3. 悪性	・急激型 NK 細胞白血病：aggressive NK-cell leukemia（ANKL） ・節外性 NK/T 細胞リンパ腫，鼻型：extranodal NK-cell lymphoma, nasal type（ENKL） ・肝脾型 T 細胞リンパ腫：hepatosplenic T-cell lymphoma ・末梢性 T 細胞リンパ腫，非特定型：peripheral T-cell lymphoma, not otherwise specified（PTCL, NOS）
4. その他	・移植後 EBV 関連 T/NK 細胞リンパ増殖症：post-transplant EBV-associated T- or NK-cell lymphoproliferative disease（PT-EBV + T/NK-cell LPD） ・免疫抑制に関連する T/NK 細胞リンパ増殖症：immunosuppression-associated T/NK-cell LPDs ・免疫不全に関連する T/NK 細胞リンパ増殖症：immunodeficiency-associated T/NK-cell LPDs

血管内リンパ腫

■疾患概要・プレゼンテーション

　Bリンパ球の腫瘍細胞が毛細血管を含む「細血管内腔」に限局して増殖するリンパ腫を，通称・血管内リンパ腫と言う．この意味からして自明だが節外性のリンパ節であり腫瘤を形成しないので，「病変の局在を定めてから生検」という王道の診断手順を取ることができないことが特徴である．つまり，リンパ腫かもしれないと勘づくことすら時間を要することが多いリンパ腫で，総説論文的な記載では通常は診断時すでに stage 4 で high risk とされていることが多い．

　平均発症年齢は 60 〜 70 歳以降から急に増えていき高齢者にも多い．発熱，倦怠感，低酸素，認知機能低下，神経症状（中枢・末梢），LDH/CRP/sIL-2R の上昇，低アルブミン，貧血，血小板減少，などをみるが，最終局面で急性増悪の"ゾーン"に入ってしまうと，連日の全身状態・データ悪化に歯止めがかからず致死的経過となる．かなり鋭く臨床的に疑わないと，状況に右往左往されているうちに治療介入の機を逸する．

■発見契機・認知の仕方・拾い上げ方

　上記で述べた「最終局面での急性増悪の"ゾーン"」に入ってからは，少なくとも「リンパ腫かもしれない」と勘づき始める．ただ，ここを発見契機としてしまうと，どうあがいても手遅れとなる．実は，この最終局面に入る前に，2週〜2カ月ほどの不明熱的な病態の時期が先行することが多い．ここを発見契機のタイミングとすべく診断にあたるべきである．

　この不明熱期を構成する臨床的特徴も，先に述べたものたちである．つまり，中高年の炎症や高 LDH や血球減少を伴う不明熱をみたらこのリン

パ腫を疑うが，そのうえでこの疾患に特異的とも言える現象を**表 2-11** にまとめた．ここには言わずもがなで入れていないが，不明熱に LDH が顕著に高いものはリンパ腫を当然に疑う．「肺画像上の陰影の割に低酸素血症」というのは非常に特徴的で，特に，肺 CT 上の陰影の軽微さ（わずかな GGO のみなど）の割に低酸素はきっちりあるといった状況である．肺梗塞と早合点しないことに注意である．興味深いことに，CT で肺異常影がないにもかかわらず，FDG-PET ではその肺野に FDG 集積がみられる．これを確認するためだけに PET/CT 実施はできないが，もし確認できた場合は非常に特異的な現象とみている．

■ どう「あとがない」のか

病態はリンパ腫であるため，放置すれば諸臓器への腫瘍の浸潤に歯止めがかからない．特に副腎に浸潤すれば副腎不全となり生体の維持が困難になる．また，著しい炎症もメインの病態であるため，これが進行すれば血管透過性が亢進し，体液貯留も進み循環の維持は困難になる．もちろん，脳梗塞，血球数の維持困難，著しい低酸素血症，などが反復・進行するパターンによってもやはり生命の維持は難しくなる．

■ すぐさま何をすべきか

不明熱の段階で本疾患に勘づけば即座にランダム皮膚生検を行う．血液内科医にアクセスが容易，かつ血液内科医の理解が得られれば当然骨髄穿刺も選択肢だが，このリンパ腫は骨髄浸潤の頻度が十分高いわけではない．ランダム皮膚生検を実施したら，とにかくそれを病理医に伝え可及的速や

表 2-11 中高年の炎症を伴う不明熱において，血管内リンパ腫にやや特異的と思われる現象

- 慢性炎症なのに血小板減少がみられる
- 亜急性に生じた認知機能低下
- 典型的な脳血管分布に一致しない小さな脳梗塞の散在〜多発
- 肺画像上の陰影の割に低酸素血症を呈している
- SIADH と思われる低 Na 血症がみられる

かな第一報もらうべく各所に根回しをする．最終局面としての急性増悪期にこの疾患に気づい（てしまっ）た場合には，ランダム皮膚生検が即座に（2日未満のうちに）実施できなければ，ランダム皮膚生検を待たずステロイドパルス療法である．このステロイド治療によってリンパ腫細胞がどこかへ行ってしまうということはあり得ないため，（呼吸・循環などの代償性からみた）全身状態の不良，連日悪化する全身状態，または連日（あるいは検査の度に）上昇する LDH などをみたら悔いのない用量でのステロイド治療に踏み切るべきである．もちろん，皮膚生検，骨髄穿刺，あるいは肺生検などの確定的診断手順は省けない．

マクロファージ活性化症候群

■疾患概要・プレゼンテーション

　まず，マクロファージ活性化症候群（MAS: macrophage activating syndrome）の病態は症候群であり，全身型の若年性特発性関節炎（sJIA: systemic juvenile idiopathic arthritis）・成人 Still 病（AOSD: adult onset Still's disease）・全身性エリテマトーデス（SLE: systemic lupus erythematosus）に合併することが多い病態である．原病の病像に加えて生ずることもあれば，MAS で発症しその後にこれらの原病が明るみになることもある．後者はより恐ろしく，まさに診断名がないまま病態治療を迫られる状況となり，臨床医にはきつい決断を強いられる病態である．マクロファージが強く活性化することの諸症候である点で HLH とかぶるが，そもそも MAS は HLH と区別するような概念ではない．むしろ，共通概念としてまとめるべきだとの意見[1]もある．それによれば，「hyperinflammatory syndrome（過剰炎症症候群）」，「hypercytokinemia syndrome（高サイトカイン血症症候群）」などの呼称が良いのではと提案されている．個人的にはこの提案に賛成である．いずれは MAS の項目など作らなくてよく，Section 3 と一緒に包括できる概念として良いと思われる．本項では，どちらかと言うと慣習に習い，sJIA/AOSD/SLE などの主な疾患に続発し得る合併症としての立ち位置であえて "MAS" として記述したい．概念や捉え方に流動性があることを十分理解していただきたい．

　いろいろ述べたが，MAS の発症様式としては Section 3 の内容と同様である．広範囲の炎症性サイトカインの猛烈な過剰状態と考えられるから，マクロファージの活性化の病態とは "鶏と卵" のような関係性となる．つまり，マクロファージの活性化が先か結果かはどちらでも良い．

■発見契機・認知の仕方・拾い上げ方

こちらも Section 3 の内容と基本的には同様である．ただし HLH をみたら，sJIA/AOSD/SLE に続発しているのかもしれないとの視点も重要である．もともと sJIA/AOSD/SLE の診断が付いている場合には考えやすいかもしれない．

■どう「あとがない」のか，すぐさま何をすべきか

こちらも Section 3 の内容と同様である．ただ，もし sJIA/AOSD/SLE に続発していそうだとわかっているのなら，もう最初からシクロスポリンの持続静注を開始したほうが良いだろう．sJIA/AOSD/SLE どの疾患においても，MAS はこれらに合併し得る重症病態とみなされるだろうからである．完全なる私見であるが，意識障害がある，フィブリノーゲンがすでに正常範囲以下，骨髄スメアで血球貪食像がある，のいずれかでもあれば，これはすでにかなりの高サイトカイン血症状態にありそれが進行していることを示すと考える．こういうときこそ，血球減少があるのでとシクロスポリン投与をためらうかもしれないが，ここで躊躇なく投与開始ができるかが運命を分かつことがある．どうしても「パルスの反応をみてから」とかいう現場の意見が強い場合でも，パルス中・あるいはパルス直後に，熱が出る・増悪するならば即「パルスの延長＋シクロスポリン持続静注」をすべきである．このあたり，時間との闘いでありサイトカインストームを舐めてはいけない．判断と行動は可能な限り早く．早すぎ・前のめりくらいで良い．治療の強さは後から弱めることはできる．

【文献】

1) Weaver LK, Behrens EM. Hyperinflammation, rather than hemophagocytosis, is the common link between macrophage activation syndrome and hemophagocytic lymphohistiocytosis. Curr Opin Rheumatol. 2014; 26: 562-9. PMID: 25022357

血栓性血小板減少性紫斑病

■疾患概要・プレゼンテーション

　はじめに，血栓性血小板減少性紫斑病（TTP: thrombotic thrombocyto-penic purpura）自体の5徴を表2-12に示す．

　5徴のなかでは微小血管症性溶血性貧血の認識が重要であり，またこれが全体の病像を形成する主要病態である．つまり，TTPを捉えるにあたっては，5徴を意識し過ぎず，検査を用いて「微小血管症性溶血性貧血＋血小板減少」をdryに捉えておいたほうが良い．厳密にイコールではないが，この「　」の病態をひとまとまりとした概念として血栓性微小血管症（TMA: thrombotic microangiopathy）がある．これはTTPの構成要素でもある微小血管症性溶血性貧血に加え，消費性血小板減少，細血管内血小板血栓の3つを3徴とした症候群である．活字だけで捉えようとすると混乱するであろう．要するに，「溶血性貧血」，「破砕赤血球」，「血小板減少」の3つの組み合わせであるとしておくとプラクティカルである．これによってTMAを早期に認識し，TMAの原因の鑑別を考えていくというのが実際的である．原因によって病像やプレゼンテーションが異なるため，ここではこれ以上の病像描写ができないが，次の「発見契機」の項ではTMAの認識から説明する．

　TMAを軸にして，疾患概念を概観しておく（表2-13）．

表2-12　血栓性血小板減少性紫斑病の5徴

- 微小血管症性溶血性貧血
- 血小板減少性紫斑
- 精神神経症状
- 腎機能障害
- 発熱

表 2-13　TMA が確認された後の諸病態のまとめ

- 志賀毒素関連
  - 典型 HUS
- ADAMTS13 活性の著減
  - 先天性 TTP
  - 後天性 TTP
- 二次性 TMA
- 補体制御異常
  - 非典型 HUS

　古くからの記述である志賀毒素による出血性大腸炎に関連する TMA 病態がいわゆる溶血性尿毒症症候群（HUS: hemolytic uremic syndrome）であり，これを典型 HUS とする．二次性 TMA というのは，本来かなり大きな括りであるはずだが，ADAMTS13 活性の顕著な低下を伴わない病態や典型 HUS を除いたもののうち，原因があるものを言う．その内訳は，感染症，薬剤，悪性疾患，DIC，悪性高血圧，妊娠，臓器移植・骨髄移植関連，コバラミン代謝異常などがあり，多彩かつ不均一である．さらに，ADAMTS13 活性の著減の病態のなかにも後天性 TTP があり，この内訳もさらに不均一である．よって，こだわるとかなり病態の特定に時間と労力がかかり，かけた割には厳密に鑑別し切れないという問題構造がある．よって，「病態治療」が重要である．

　後天性 TTP は，薬剤，妊娠，膠原病（SLE，MCTD: mixed connective tissue disease），造血幹細胞移植関連あたりが有名であり知っておくべきである．これまで非典型 HUS は他疾患や他病態を否定したあとの"その他"的な立ち位置で言われることが多かったが，現在では補体系の制御異常によって発症する重篤かつ希少な遺伝子疾患という理解であり，"その他"なのではなく独立した疾患概念となっている．この疾患には，血漿交換の他にエクリズマブ（※エクリズマブは補体 C5 に結合することにより補体の終末経路活性化を阻害する作用がある．C5 から C5a と C5b への分解を阻害し，C5a と MAC の産生を抑制する）の適応がある疾患であり，速やかな治療開始のためにも素早い病態認識と診断が望まれる．

■発見契機・認知の仕方・拾い上げ方

やはり体調不良を契機として実施した血液検査で，血小板減少があることで何がしかの異変に気づかれることが多いであろう．血小板減少の原因を知ろうとすることで鑑別が始まるので，当然，播種性血管内凝固（DIC: disseminated intravascular coagulation）や薬剤性の検討はなされるはずである．すると日常診療では，発見の端緒としては貧血（ヘモグロビンの低下）とLDH上昇であると思われる．ここで，血小板減少・貧血・LDHの組み合わせをみたら「溶血性貧血かもしれない」と想起する．これがまず出発点．

次に，それが微小血管症性溶血性貧血かどうかの把握を急ぐ．それは，ハプトグロビンの検出感度以下への著減，直接Coombsテスト陰性，網状赤血球の上昇，末梢血の塗抹標本での破砕赤血球の確認，によって速やかに行う．このとき，血小板低下をみている患者に微小血管症性溶血性貧血があるとわかれば，TMAの存在がほぼ確定する．

ここまで，血小板減少～溶血性貧血からTMAの拾い上げとその確定まで説明したが，これを認識しているときの臨床状況も大切である．例えば，腹痛・血便に急性腎障害があるほどの全身状態の不良があれば当然志賀毒素関連のTMAを考える．入院，全身管理が望ましい．小児領域であれば先天性TTPかもしれないし，妊婦であれば妊娠関連TTPだろうし，造血幹細胞移植などの移植患者であればそれに関連するTTPであるだろう．SLE患者に生じたTMAなら原病に伴うTTPと考えるし，TTPをきたしやすい薬剤を各診療領域に応じて知っておけば薬剤関連のTTPと気づくであろう．つまり，TMAが認識さえできれば，何とかそれをきたす原因や要因を追想することに移ることができるのである．

とは言え，盲点になりそうな病態を具体的にまとめておく（表2-14）．また，TMA発症と関連し得る薬剤を表2-15に示した．

表2-14 TMAや原因の特定が遅れる可能性のある諸病態

- 薬剤性のTTP/TMA
- TTPで発症した後にSLE（あるいはMCTD）とわかる
- SLE（あるいはMCTD）の治療中に発症したTTP
- これまで非典型HUSとされてきた補体制御異常症

表2-15 TMAと関連する薬剤

- シスプラチン，ゲムシタビン，マイトマイシン
- クロピドグレル，チクロピジン
- キニーネ
- インターフェロンα，インターフェロンβ
- 抗VEGF薬，アレムツズマブ
- シクロスポリン，タクロリムス
- シプロフロキサシン
- 経口避妊薬

■どう「あとがない」のか

放置すれば全身の血栓症，貧血や急性腎障害による循環不全や腎不全/無尿となり，予後や死亡に直結する．また，SLEなどの原病の活動性とも連動し，TMA病態を放置した以上の病態連鎖が起こり得る．

■すぐさま何をすべきか

TMAを認識したら，とにかくADAMTS13活性とADAMTS13のインヒビター（抗ADAMTS13抗体）の測定を行ったうえで，原因や除外診断をしながら血漿交換を速やかに準備する．血小板減少が進行すれば，本来は避けたい血小板輸血をせねばならなくなり，また逆に出血のリスクも増すため血漿交換用のブラッドアクセス留置の困難さも出てくることなどから，血漿交換療法実施の閾値/ハードルはひどく低めておくと良い．造血幹細胞移植関連のTTP以外では，血漿交換は害にならないどころか多くの病態で有益である．TMAをきたす原因が明瞭でないうちに治療を開始できるし，したほうが良い．ADAMTS13活性とADAMTS13のインヒビターをいち早く測定するわけは，インヒビター出現例では免疫抑制治療が必要だからである．この場合の初手はステロイドパルス療法である．待てれば，SLEやMCTDなどの膠原病診断を先にしてからでも良いだろう．免疫抑制治療前に忘れずにADAMTS13活性とADAMTS13のインヒビターを測定したいので，TMA確定とこれらの測定を結びつけておくと良い．インヒビター出現例でも，ステロイド投与と血漿交換を繰り返せば寛解す

るはずだが，血漿交換も無害ではない．FFP アレルギーやブラッドアクセ
ストラブル，入院期間の遷延などが問題となる．よって，治療によっても
寛解が得られにくい場合にはリツキシマブ併用を積極的に考慮する．この
あたりの判断も遅くしてはならない．

劇症型抗リン脂質抗体症候群

■疾患概要・プレゼンテーション

劇症型抗リン脂質抗体症候群（CAPS: catastrophic antiphospholipid antibody syndrome）は，抗リン脂質抗体症候群の患者に生ずる臨床型として扱えば良いような印象を受けるが，そうとはできない事情がある．それはまず，とにかく発症からの病態の進行が早いということ，そして SLE などの膠原病に続発したと認識できない例，つまり“いきなり”CAPS を生じる例があるということ，などが挙げられる．よって，CAPS は病態の本質は抗リン脂質抗体症候群であると言えるが，「認識，即治療」としたい病態であるから「あとがない」状況となる内科的病態として CAPS 単独で認識し準備しておいて良いものと考える．

CAPS は多発する微小血管の血栓形成と全身の炎症，多臓器不全と多発する組織壊死などからなる症候群で，分類基準上「発症から 1 週間以内」というのを前提とする．若年者が発熱とともに，あっという間に血栓症と多臓器障害をきたすという病像である．

■発見契機・認知の仕方・拾い上げ方

とにかく早いので，あらゆる手がかりを総動員する必要がある．

まず，背景や外観である．SLE や抗リン脂質抗体症候群の患者であることは事前の確率計算には組み込める．CAPS の半分近くは SLE を始めとする膠原病を併発している．微小血管障害であるから，四肢末梢の壊死や皮膚潰瘍などを最重症として他にも網状皮斑などをみる．また，若年であることや，炎症病態であるので発熱していることなども手がかりの 1 つである．

次に，粗大でも良いので血栓症を起こしているかどうか．肺血栓塞栓，

心筋障害，脳卒中などである．またそれと同時に，体調の急変に対して必ず実施するであろう血液検査の結果である．腎不全や肝酵素上昇の頻度が高い．このあたりで臓器不全の確認をする．

そして，何と言っても微小血管症性溶血性貧血の早期認識であろう．微小血管症性溶血性貧血については，前項 TTP のところで多くを記述した．TMA のトリガーと CAPS のトリガーは，多くが非常に共通する．薬物，感染症，悪性腫瘍，妊娠，SLE などの原病の増悪といったものである．CAPS に関しては他に手術の侵襲，外傷，ワルファリンの中断，といったものがある．

■ どう「あとがない」のか

"いきなり"多臓器不全になっているという分類である．また血栓症も前提である．よって，本病態を認識する イコール あとがないという状況である．

■ すぐさま何をすべきか

炎症があって，また感染症の併存もあり得るので，これから述べる CAPS への介入に併行していつも感染症治療を同時に行うイメージをまず持つ．ICU 入室を考慮しつつ，抗リン脂質抗体症候群の診断のための検体提出ののちただちに「ヘパリンの開始→ステロイドパルス療法→血漿交換療法」，これをワンセットと考えておき即実施する．SLE 患者に生じている場合は，SLE の重症病態と考えてシクロホスファミドパルス療法追加を行うことも考慮する．あとはとにかく全身管理である．生理学的異常，合併症，あらゆる支持療法を併用する．

CAPS が補体介在性の炎症性疾患という理解がなされつつあることから，非典型 HUS の特異的治療薬として使用されるエクリズマブをここでも使用を考慮するというアイデアがある．

内分泌クリーゼ

■疾患概要・プレゼンテーション，
　発見契機・認知の仕方・拾い上げ方

①副腎クリーゼ

　生理学的な定義があるのかもしれないが，症候群として分類しておく．ただ，明確なものはない．このあたりが，「厳密派」，「診断ありき派」にとって辛いところかもしれない．急激かつ著明にコルチゾール需要が増し，低血圧・ショック・意識障害・消化器症状・発熱などを呈する症候群，といったあたりであろう．"あたり"というのはいい加減に聞こえるかもしれないがそういうものである．

　「急激かつ著明なコルチゾール需要」というものがどのように生ずるかを少し考える．それは主に2つで，背景と誘因である．逆に言えば，道を歩いている基礎疾患や服用歴のない普通の健常人が急に副腎クリーゼを起こすことはないということである．まず背景としては，長期的なステロイドの使用歴がある（三次性副腎不全）ことや，原発性副腎不全を示唆する身体所見としての色素沈着，二次性副腎不全を示唆する背景疾患がある（IgG4関連疾患やサルコイドーシス，ACTH単独欠損，出産後，などによる下垂体炎）といったように，そもそもなんらかの副腎皮質機能低下の原因・素因があるものである．誘因は，ステロイドの中断・怠薬，外傷，手術，感染症，精神ストレス，などがある．かなりの条件が揃わないと副腎クリーゼは生じないものの，発症したときには急激かつ非特異的な症候でくるため，確証・傍証が揃うまで待つことはしてはならず，状況証拠で治療を開始せねばならない．現実的には，現症は敗血症性ショックとそっくりとなる．

②甲状腺クリーゼ

　副腎クリーゼ同様，基礎疾患や服用歴が何もない普通の健常人が急に甲状腺クリーゼを発症することはない．原則，バセドウ病患者に起きるといって良い．しかしながら怖いのは，治療中断例や治療を終了した患者にも生ずることがある点で，必ずしもクリーゼ発症時に「バセドウ病がある・あった」と明確にされない場合には判断が悩ましい場合がある．そのときの難しさは，いまの体調不良が何に由来しているかがわからないという点にある．

　「バセドウ病の罹患歴がある」，「甲状腺中毒の状態である」といったことを知らずに対応する場合の，甲状腺クリーゼの診断は難しい．甲状腺クリーゼの診断基準上の症状では，中神経症状・発熱・頻脈・心不全症状・消化器症状があるが，述べたように"知らずに"対応したのでは，このような症状では甲状腺中毒状態であると即座に見抜くことは難しいかもしれない．

　中枢神経症状は，具体的には昏睡，傾眠，興奮，精神症状，せん妄などであり，生じていればますます問診がはかどらない．脳 MRI や髄液検査はしたとしても，甲状腺機能亢進に気づかないかもしれない．消化器症状は嘔気・下痢が多い一方，心不全が必発ではなく，循環障害が前景に立たない場合にはますます甲状腺機能亢進に気づきづらい．

　副腎クリーゼ同様，誘因の存在は重要である．一番の誘因は何と言ってもバセドウ病の治療の中断・服用不規則に関連するものである．あるいはバセドウ病に関連することは何でも背景・誘発因子となり得る．例えば，甲状腺手術，甲状腺炎，ヨード造影剤使用，といったことも含まれる．他は，感染症，糖尿病性ケトアシドーシス，情動的なストレス，脳血管障害，外傷などがある．もちろんこれらだけではない．あらゆる身体に負担がかかるイベントが誘因となり得る．このことの困難な点は，甲状腺クリーゼの発症時はいつでも，誘因イベントの症状と甲状腺クリーゼの症状が共存するという点である．例えば，糖尿病性ケトアシドーシスは認識できたとしても，それと共存する感染症・甲状腺クリーゼに気づけないこともあるかもしれない．

　内分泌疾患はそもそも稀であり，当然クリーゼ病態はもっと稀である．少なくとも，初期対応医が患者の背景に副腎不全やバセドウ病に関連する事柄があると認識したならば，内分泌専門医にコンサルトするのが良い．初期対応医が気づかなかった所見や病歴を取ることができるかもしれない．最低でも，別の医師にコンサルトすると良いかもしれない．虚心に経過を聴いてくれた医師が「甲状腺ホルモン測ってみましょうよ」と何気なく言ったひと言で甲状腺中毒に気づかれてクリーゼの診断・治療に至ることができるかもしれない．また，内分泌専門医が患者の体をみた瞬間に皮膚の色素沈着に気づいて原発性副腎不全の存在に気づくかもしれないし，研修医が患者のお薬手帳をめくっていて「セレスタミン®」といった副腎皮質ステロイド含有の抗ヒスタミン薬の長期服用歴に気づくかもしれない．ちょっとの手がかりが，かなりの貢献になる可能性がある病態が内分泌クリーゼである．

■どう「あとがない」のか

　①副腎クリーゼも，②甲状腺クリーゼも，認識できなければ生理学的安定を得られず主に循環不全に陥り，さらに悪いことには，悪化すれば治療に不応となってしまう．また，一気に心肺停止となることもあり，早期発見・早期治療が必須の病態である．

■すぐさま何をすべきか

①副腎クリーゼ

　もちろん必要な輸液，抗菌薬投与（敗血症に準じた初療）などを行ったうえではあるが，ヒドロコルチゾンによるステロイド補充を可及的速やかに行う．100 mgをゆっくり静注するのが王道であるが，初回200〜300 mgを点滴静注することも経験的に行う．いずれにせよ，その後8〜12時間おきに100 mgを点滴静注する．

②甲状腺クリーゼ

　内科医の場合，「甲状腺クリーゼと言えばヨウ化カリウム」という印象が強いかもしれないが，ヨウ化カリウムは一番最後である．順番が大事であ

り，β遮断薬，ステロイド，抗甲状腺薬（プロピルチオウラシル PTU，メチマゾール MMI），そしてヨウ化カリウムの順である．特にステロイドをためらわないのが重要であり，初回はヒドロコルチゾン 300 mg を点滴静注し，その後も 8 時間おきに 100 mg を投与する．

β遮断薬は，頻脈を抑え循環の改善にも寄与するが，せん妄や興奮にも効果がある印象がある．「別に要らない」と思わず，積極的に投与して良い薬剤である．

抗甲状腺薬は PTU や MMI のどちらが良いというコンセンサスはないが，個人的には，過去に MMI の禁忌や強い有害事象がないのであれば MMI を選択することが多い．1回 10 mg を1日4回が適切と考えているが，もっと多くても良いようである．この用量を忘れていても，「添付文書どおり」と覚えておくと良い．添付文書には，メルカゾール®の場合「通常成人に対しては初期量1日 30 mg を 3〜4 回に分割経口投与する．症状が重症のときは，1日 40〜60 mg を使用する」とあり，この通りにすれば良い，としておくと良い．非クリーゼ例では 10〜15 mg/日ほどのもっと少ない用量で開始することも経験的には多く，クリーゼ例で 30 mg/日相当で開始しても恥ずかしいことではない．あるいは「たくさん」と記憶しておいて 60 mg/日で開始しても間違いではない．とにかく開始しておき，内分泌専門医にアクセスできるときまでその用量で良い．コンサルテーション後，その専門医の定める至適量に修正すれば良い．最後にヨウ化カリウムであり，クリーゼではヨウ化カリウム 250 mg を 6 時間おきに経口投与ということになっている．経口摂取ができないような，つまりは ICU セッティングに準ずるような状況では胃管チューブからの投与となる．

原発不明がん

■疾患概要・プレゼンテーション

原発不明がんは，先に転移巣（当然，がん細胞が証明されたもの）がみつかり，原発巣を探してもみつからないものを言う．全悪性腫瘍の1〜2％を占めるとされ，がんの多さを考えるとかなりの割合で潜在，遭遇する悪性腫瘍であると言える．原発不明がんというのは，そういう“がん種”があるわけでなく，一種の臨床パターンである．

具体的なプレゼンテーションとしてもさまざまで，胸水貯留，腹水貯留，がん性腹膜炎，リンパ節腫大，骨転移などがある．ここで問題になるのは，これは原発不明がん診療とその周辺にありがちなことであるが，「すぐに科が決まらない」という点である．がんであろうということはすでにわかっているのに，主体的に診療する主治医が決まらないというのは，患者やその家族にとってひどいストレスとなる．本当に問題なのは，臨床医側の要因であることが多い．「すでにがんが転移している」という事実の前に，どうしても精査や積極治療のブレーキがかかってしまうのだ．

こうしたやや意気消沈したムードで経過し，始まるというのが原発不明がんのプレゼンテーションである．

■発見契機・認知の仕方・拾い上げ方，どう「あとがない」のか，すぐさま何をすべきか

どんな経緯や発見契機であれ，初診時に「がんかもしれない」，「進行がん（stage Ⅳ）だ」と推定することは容易であると思われる．問題は，「治療可能な・治療可能かもしれない原発不明がん」と認識し直せるように状況をコントロールすることが難しいのである．このためにはいくつかの

JCOPY 498-01020

"意識改革"が必要であり，ここではそれについて述べる．

　まず，「がん stage IV」がただちに末期で根治不能とする時代は終わっているということを認識すべきである．腫瘍の量や広がり，進展の度合い，あるいは印象や主観で決めてはならず，何で決めるのかと言えば，一般医でもわかる方法で言えば，何と言っても PS（performance status）である．「原発はわからないが，これは進行がんだな」と思っても，PS が良ければ決してあきらめない．これをまず絶対条件とする初期診療としたい．

　初診時に進行がんを疑ったら，「いったん休戦，積極治療をするかどうか決めましょう」という雰囲気に絶対にしてはならない．逆に，精査のスピードを意識的に数段上げ，侵襲的な生検や全身を評価する画像検査なども可能な限りの全速力で行う．原発不明がんが疑われる状況では，ここが「あとがない」と考えるべき "window of time" と捉えるべきなのである．

　なぜ急ぐかと言えば，当然 PS が悪くなるからである．ただ，実際的な問題も大きい．必要な検査（CT，MRI，FDG-PET/CT，生検，内視鏡）をとり行う時間，病理組織診断，遺伝子検査など，これらそれぞれに1〜2週は要してしまう．順次行っていては当然だめで，先読みし優先順位を付け施行順序を間違えないようにするべきである．また生検した場合には，病理医に直接会い，診断を急ぐ旨を申し送ると同時に（検体だけ渡して終わるのではなく）症例全体をディスカッションすると良い．病理医は，体全体をみる究極の総合医とも言え，臨床担当医がみえていない手がかりや重要な診断的示唆をくれることがある．こうしたあらゆる意味での全力を尽くし，初診から1カ月以内に治療を開始できるところまで漕ぎ着けられることを，（"結果として"ではなく）最初から目標とすべきである．

　急ぐ理由はまだある．原発不明がんは，転移巣の診断が発端となる病態だから，原発不明がんそれだけで予後不良であると言えるが，そのなかに特定の治療によく反応し予後が良好となる「favorable subgroup（subset）」が存在することが知られているからである（表 2-16）．

　"余計な"問題の1つとして，本邦に腫瘍内科医というのが少ないということがあり，初診から精査が始まって原発が不明そうであるとの雲行きであれば，そのことも含めて早期に最寄り・至近の "cancer center" に治療の打診をし始めておくべきである．

　とにかく最初の1カ月は，多少闇雲であっても諦めず，精査や状況整理

表 2-16　原発不明がん favorable subgroups

組織型	臨床像など
adenocarcinoma（腺がん）	女性で腋窩リンパ節転移のみを有する
	女性でがん性腹膜炎のみを有する
	男性で PSA 上昇を伴う造骨性骨転移のみを有する
	大腸がんの特徴を有する〔CK7（−）；CK20（＋）；CDX-2（＋）〕
adenocarcinoma（腺がん）または poorly differentiated carcinoma（低分化がん）	単独の転移巣
squamous cell carcinoma（扁平上皮がん）	上〜中頸部リンパ節転移のみを有する
	限局する鼠径リンパ節のみを有する
poorly differentiated carcinoma（低分化がん）	若年男性で縦隔〜後腹膜リンパ節転移を有する（同腕染色体 12p）または β HCG・AFP の高値
neuroendocrine carcinoma（神経内分泌がん）	病理組織検査で神経内分泌腫瘍

PSA: 前立腺特異抗原
β HCG: β ヒト絨毛性ゴナドトロピン
AFP: α - フェトプロテイン

日本臨床腫瘍学会，編．原発不明がん診療ガイドライン 2018 年版．メディカルレビュー社：2018 より作成

　に全力を尽くすべきである．それは PS が低くてもすべきである．実は，PS が 3 〜 4 であっても化学療法の余地がある例外的ながんがある．その特定のがんを表 2-17 にまとめた（血液腫瘍以外）．これらは，PS の低下がそのがんに起因しているのならば，化学療法によって一発逆転が見込めるがんとなる可能性がある．

　また時代は進み，がんの診断とそれに対応する治療も画期的な変貌を遂げつつある．例えば，リキッドバイオプシーにより原発不明がんの特異的遺伝子特性を同定でき，最適な個別化治療ができる可能性が出てきている．原発不明がん患者の血液中を循環する腫瘍 DNA を次世代シーケンスで解析し，標的候補となる変異を保有する特異的なゲノムプロファイルを検出

表 2-17　PS が低くても逆転が見込めるがん

- 胚細胞腫瘍
- EGFR 陽性肺がん
- ALK 陽性肺がん
- 小細胞肺がん
- BRAF 陽性悪性黒色腫

できるということが理論上で可能であるらしい．つまり，採血をすればその原発不明がん患者の遺伝子変異がわかり，対応する分子標的薬を選択し速やかな治療ができるという可能性が出てきたというのである．FDG-PET/CT が登場したとき，「これで原発が不明ということがなくなる」と希望の光がみえたように思えたが（実際にはそう甘くなく），そうではなく「原発がわからなくても治療ができる」という時代になっていくものと予想される．

　まとめると，実際に臨床担当医がすぐすべきはとにかくフルスロットルで精査を開始し，原発の不明性が強ければ強いほど専門家（腫瘍内科医）と（に）連携・依頼し，PS を落とす前に「治療」を検討してもらうことを，初期から目標として動くということである．展望としては，リキッドバイオプシーと遺伝子検査によって，診断ではなく「治療」が決まる時代となる．よって，治療前の一般精査，PS 管理といった内科的管理が相対的に重要となってくる．見た目の"派手さ"（腫瘍の量や広がり）で予後の見込みを決めてしまうのではなく，速やかな精査と最新の診断技術に進ませるということが求められる標準となるはずである．

　「あとがない」というのを，自分では決めてはならないという時代となってしまった．であれば，担当医は素早く動くということを意識するということが大切で，この点はおそらく多くの医師に意識改革が必要であろう．

TAFRO 症候群

■疾患概要・プレゼンテーション

　TAFRO（thrombocytopenia, anasarca, fever, reticulin fibrosis, organomegaly）症候群は，明らかな原因がなく急性に発熱，全身性浮腫，血小板減少をきたし，腎障害，貧血，臓器腫大（肝脾腫，リンパ節腫大）などを伴う全身炎症性疾患とされている．リンパ節の病理がCastleman病と類似し，一部は全身性の Castleman 病とも似る．ただ，Castleman 病と比べて経過が圧倒的に速く，IgG も 2000 mg/dL 以上とはならず，血小板減少が顕著であるという点で明らかにCastleman 病とは異なる病像を取る．共通点は，一見リンパ腫 / リンパ増殖性疾患のような血液疾患にもみえるのに，LDH が上がらない（どころか低い）という点である．またALP は Castleman 病同様高値を示す．

　原因不明に急に炎症を生じ，胸腹水の貯留や全身の浮腫，そして血小板低下がみて取れ，当初は感染症・血液疾患と思われて発症・経過するというのが典型プレゼンテーションである．ひょっとしたら感染症ではなく，リンパ腫でもないかもしれないと思ったときには，かなり状態は悪くなっており血小板も著しく減少，「あとがない」と思わせるところまで臨床的に悪化する病態である．判断の良い医師が慌ててステロイド投与をしても，いくらか炎症は取れても病勢を押し返すほどにはならない．ひょっとしたら患者さんを失ってしまうかもしれない．それくらいに「あとがない」局面まで引き込まれかねないのが本病態である．

■発見契機・認知の仕方・拾い上げ方

現時点では症候群で定義されるため，発見契機や拾い上げは，提唱されているいわゆる診断基準を使うしかない．ただ，これはいまのところ分類基準と呼んだほう良いと思われる基準であり，除外項目が多いのと，まだ基準自体の検証も済んでいない状況である．

「熱・炎症，血小板減少，低 LDH 血症＋高 ALP，胸・腹水」，この組み合わせでかなり拾えるはずである．もちろんリンパ腫や播種性抗酸菌症などもこのパターンを取らなくはないが，低 LDH 血症とはならないという私見を持っている．よって，上記「　」内の組み合わせには TAFRO 症候群としての特異性も持ち合わせているのではないかと考えている．病態・病理にやや Castleman 病に似る部分もあり，胸腹水中の IL-6 を測定し極端な上昇をみれば傍証になるかもしれない．

コツとしては，いつまでも，除外しきれないリンパ腫や血液疾患，結核症などの除外に時間を費やすよりは，早期に本症を想起し症候群として特異的に症候を切り取り，本症を積極診断してみると良いと思われる．

■どう「あとがない」のか

TAFRO の「R」は，reticulin fibrosis で「骨髄の細網線維化」ということであり，もしこれが急性に進行しているのだとしたら，非常に恐ろしい病気である．放置すれば血小板やヘモグロビン値の極端な低下を招き，出血・感染症・循環不全をきたし得る．また，炎症や浮腫の増強により，血管内脱水やひいては諸臓器のうっ血を招き，やがては循環不全が代償できないままとなってしまう．

炎症性疾患を疑えていても，「感染症が除外しきれない」というジレンマを抱えたままでいると，いつまでたっても治療に踏みきれないという意味での「あとがない」という様相も芽生えてしまう．

■すぐさま何をすべきか

ステロイドパルス，それに続くステロイド後療法，シクロスポリンなど

の免疫抑制剤が試される．IL-6遮断薬であるトシリズマブは有効性が期待されるが，何しろ保険適用はなく，現時点では「Castleman病に併発した例」という名目で使用されるのが現状と思われる．

パルスに続くPSL 1mg/kgのプレドニゾロン後療法でも病勢が抑えられないことが予想されるが，そのときがトシリズマブの良い適応と思われる．つまり，比較的早期になるべく全身のIL-6を減らしておくことが病態治療として重要となると思われる．このあたりの決断が非常に重要な病態であると考える．

Chapter 3:

不明・不定を
どうするか

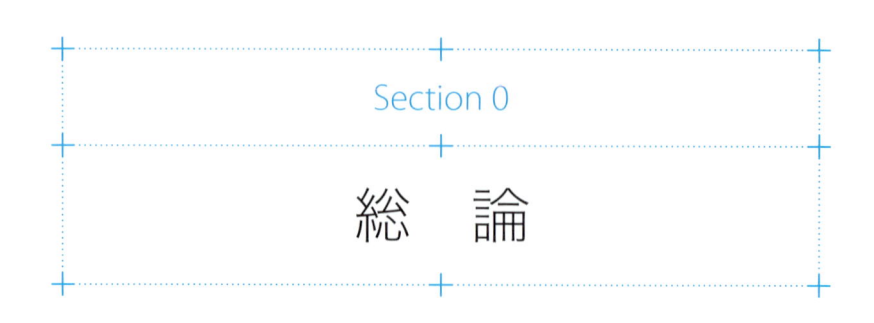

Section 0

総　論

■週〜年単位で「あとがない」

　Chapter 1 では，診療開始という時間的な起点からの思考法について考えた．診断というものがまだまだ形作られていない段階での考え方である．Chapter 2 では，症候が非特異的で臨床判断に拠らざるを得ない病態であるうえにその進行が急速であるという状況下でのあり方について考えた．当然，診断が確定する間もなく「あとがない」状況に陥った段階での考え方である．Chapter 1, 2 ともに共通したのは，「診断名がない」ということと「時間的余裕のなさ」である．Chapter 1 の状況は，時刻 0 から始まって，文字通り刻一刻どう考えるかということと迅速に次へ進むということを主眼におく状況である．そもそも状況把握の段階であり，当然診断名などない．Chapter 2 では，いくばくかの時間的猶予はあったとしても，病態が生命・機能予後を侵してくるという切迫感があり，この点で時間的余裕はまったくない．病名が決まるよりも病態の進行が速いという様相である．

　「時間的余裕のなさ」と言っても，その時間単位は Chapter 1 では秒・分の単位，Chapter 2 では時間・日の単位だった．本章 Chapter 3 では，週〜年の単位の病態・諸問題を扱う．

　週〜年の単位で病名が決まらず，時間的余裕がないとはいったいどういうことだろうか．本章の趣きは，ますます教科書・文献的なことを離れ，実臨床のリアルワールドに触れる展開となる．教科書・卒前教育では習わないけれど臨床をすればぶち当たる問題であって，習いたいと思ったときに教えてくれる人がいないというゾーンである．

■不定愁訴を内科で診る

　本章のタイトルに「不明・不定」という言葉を載せている．本章で扱う内容は，まさにこの通りである．ただ，実は私は，もうすでに「不明・不定」というテーマを書籍という形で自身の考えを著している[1]．そのなかには，不定愁訴のレッテルを貼られた人のなかに，その目でみればれっきとした「疾患」にあてはまる患者が数多くいたというそれまでの経験を盛り込んだ．これは，2011年から国立国際医療研究センター総合診療科で経験を積む機会を得たことが大きい．「紹介を受ける referral center（大病院）かつ総合診療 / 総合内科」という，「地域医療に根ざした primary care 医療を基盤にした総合診療 / 家庭医療」とは異なった，稀有な立ち位置での診療の場だった．不定愁訴のレッテルを貼られた患者は，なんとなくそれまでの「病気はない」という判断を理解していても，症状は辛く心からは納得していないという者も多く，そうした患者が自ら受診あるいは心あるかかりつけ医から紹介を受けることによって同センターを受診してきた．国立国際医療センター総合診療科は，病歴・身体診察のみならず，もちろん保険診療の範囲内で検査によって可能な限り病態の本質をあぶり出すことにもこだわった．もちろん，後からみれば，症例によっては検査をし過ぎたというケースもなくはなかった．しかし，私たちが思っている以上に病歴・身体診察やそれまでの精査では病気（内科疾患）の存在をまったく疑わないのに，検査を追加してみたら病気がみつかったということを経験した．そうした経験を重ねるうちにいろいろな気づきがあったのである．以下に，不定愁訴診療を通して気づき得たことについて概説する．

■医師の怠慢？

　1つ目は，これは気づきというより驚きなのであるが，かなりの割合で医者側の要因が多かったということである．これは単なる知識不足を言っているのでもない．どちらかと言うと neglect に近い．後に述べる不明熱でもそうだが，不定愁訴と言うからには，器質的・内科的精査は十分済ませている必要がある．これは核医学検査や骨髄穿刺まででやり切るべきだというものでは決してなく，例えば「食欲低下」を訴えられ，特に思慮なく

一般採血や上部消化管内視鏡をオーダー．その結果，特に異常所見なしとの結果を得たとして，その後の諸症状を不定愁訴として扱うというものである．この例で圧倒的に欠いているのは病歴聴取や身体診察を加味して考える姿勢である．こうした患者の紹介を受けて，病歴聴取だけで甲状腺機能異常といった別の診断名をすぐ想起できてしまうことがかなりあった．「（とりあえず）検査をしておけば良いだろう」というのが，思考の閉鎖・終了を生んでしまうのであろうと思った．

■「不定愁訴」という症候になる内科疾患

2つ目は，不定愁訴という顔をした内科疾患が一定数あるということである．"不定愁訴"というのは多分，めまいとか腹痛とか胸痛などに並ぶ正式な症候名ではないはずである．不定愁訴だとレッテルを貼られた人の細かな症状の内訳は患者ごと個々に異なる．例えば，70歳代くらいの女性が「半年くらい前から倦怠感，体の痛み，口がかわく，微熱がする，めまい，食欲低下，手の震え，足のむくみ，顔のほてり」と言うことに対して，それぞれにそれなりの検査をしても正常で，結果としてこの「　」内のことを不定愁訴とされてきた患者がいるとしよう．従来の内科症候学では，多訴に対してはなるべく漏れなく問題をリストアップし（要素に分け），それら1個1個についてあり得る疾患や病態をすべて検討し，最後にそれを統合し共通集合に入るものを，その患者のなかに生じている可能性があるものとして単一の病態の候補として考える．

ただこの検討法を完全に実行する場合には，患者からすればかなりの時間の消費と苦痛を伴う．例えば原因候補としての結核症である．結核は非存在証明は難しい．しかしこの裏を返せば，医者が「否定できない」と言い放ってしまえば医者にとっては簡単だし何よりそれは間違っていない．結核ではないと思うと言うほうが何百倍も大変なのである．すると，診断推論上は結核症を残すことになってしまう．結核症の可能性を減ずるために，喀痰検査をしたり，場合によっては侵襲的な生検を実施したりせねばならなくなるかもしれない．痰が出なければ，胃液の抗酸菌検査を実施するかもしれない（胃管チューブの挿入時の患者の苦痛は思い出したくない）．ただ，そこに何が残るか．可能性が低い疾患に対して，不完全さも残る検

査（偽陰性が多いなど）を実施して，陰性だったときのことを想像して欲しい．そのプロセスで何が言えただろうか．ここで「やらなくて良かった」と言ったとしよう．すると，「そんなことはない，それも情報の1つだ，わからないなら何でもやっておいたほうが良い」などという反駁を頂くことがある．しかし，こういう確率論的に的外れな「念のため思考」が実は患者を追い込んでいる．せめて高校レベルの数学で理解可能な確率論の知識は持っていて欲しいものである．かなり脱線してしまったが，多愁訴の患者に対してそれらがあまりに無差別でシステム上の法則性・系統性に乏しいとき，それらを要素に細分化して分析して考えることを優先するのではなく，その多愁訴をひとかたまりとして考えると良い．冒頭に戻るが，不定愁訴とみなして脇へ棄却するのではなく，むしろ「不定愁訴である」とそれそのものを切り取り，不定愁訴の様相となり得る内科疾患を探すのである．このあたりのノウハウをまとめたものが拙著[1]であるので参照されたい．

■本当の不定愁訴との対峙

　私の気づきの最後のもう1つが，こうした「実は内科疾患だった」という患者の陰に隠れるようにして，やはり内科疾患はなく症状だけの本当の不定愁訴と呼ぶべき患者が多数いたことだ．紹介を受ける大きな総合病院での総合内科という場で，不定愁訴に隠れた内科疾患を意識する診療をするようになってから，本当の不定愁訴の患者にも目を向けるようになった．これは個人的な転換点だった．私は不定愁訴ばかりみる医者ではない．あらゆる「診断がわからない」という患者を引き受けていた．本章の主要テーマの1つでもある「不明熱」も外来・入院問わず診療していた．こうした経験はやはり書籍にまとめている[2]．

　外来・入院問わずというのは実はポイントで，従来不明熱というのは病状の悪い入院患者での議論が中心だったが，外来患者にも不明熱が潜在しているという気づきを得たのである．これは2014年12月から開設（2018年3月末でいったんクローズ）した不明熱外来での経験が大きい．やってみてわかったのが，外来の場合は入院よりも軽症というわけではなかったことである．外来ならではという，独立した患者層がいたのである．入院

を余儀なくされるような不明熱は，例えばリンパ腫など病態がある程度serious である一方，外来での不明熱ではすぐ予後不良に直結する病態は少ないため，担当医から強い関心をひかれなくなっている傾向にあった．結果として解決が遠ざかり，患者の QOL を著しく下げている例が少なくなかった．患者の主たる訴えや問題が「熱」であるため表向きは不明熱という顔をしているものの，不定愁訴として扱われていることもあり，外来というのは不明熱と不定愁訴がクロスオーバーする場でもあるということもわかった．QOL に注目されぬまま精査だけが繰り返されて,「治療対象」としては拾い上げられなかった患者が数多く彷徨っていた.

　不明熱と不定愁訴がクロスオーバーするという気づきと，実際に両者の診療の数と内容を深めるうちに，結局はこの両者を別個に考えていたというより同じことをしていたというメタ認知的な気づきは，私の診療上のさらなる糧となった．問題の構造が一緒であるため，その患者を治療しようと思ったときに，不明熱患者も不定愁訴患者も特にこちらの準備を変えなくても良いということもわかった．不明熱外来での経験を基盤として得た知見や自身の考えは，2017 年に書籍[3] として上梓した．この本に深みを持たせたのは，それまでの外来での不明熱診療のなかでの自己炎症性疾患との出会いである．外来にこそ，自己炎症性疾患とりわけ家族性地中海熱の基準を満たす患者が多くいたのである．これは私の数ある気づきのなかでも最上級の驚きであり，3 年間で 30 例の家族性地中海熱の診療については論文化した[4]．家族性地中海熱の臨床的特徴はもちろん，外来における不明熱という軸，外来あるいはさまざまな診療科に同疾患が潜在しているという軸，小児から成人へのトランジションにおける問題という軸など，単なる症例集積調査にとどまらない提言をした．拙著[3] にも自己炎症性疾患に関する記述をした．自己炎症性疾患と最終的に診断できた患者のなかには，不定愁訴や仮病とみなされていた者もいた．結局，わかりにくい疾患というのは不定愁訴的な扱いを受けることと隣り合わせなのだなと感じた.

■不明・不定の患者は治療する

　さて「不明・不定をどうするか」と言われたら，従来の考えではおそらく「どう診断するか」に主眼がおかれたはずだ．本章の隠れたテーマは，こ

ういう不明・不定のままでいる患者を「どう治療するか」ということにある．ひいては結局これは，診断名がなくても前に進むという本書全体のテーマに通じている．

　治療という行為が，あまりに診断確定を前提にし過ぎている．診断にこだわる姿勢自体は非常に重要だが，それを「診断が付かない限り治療しない」，「診断名がわからないので治療しようがない」と，その先の努力に進むことを自己閉鎖する傾向をも生んでいる．治療しながら，診断も考えれば良いではないか．患者は，医師が思っている以上に，診断ではなく治療を望んでいる．不明・不定の患者のすべてが，診断確定が一番の望みではない．不明・不定であることはすぐにはどうにもできないであろう，ということを他ならぬ患者が一番それを知り抜いている．ただ，すぐどうにもならなくても，患者と関わってみることはできる．フォローすればあとから症状改善の活路を見出すこともある．不明・不定の患者を受け止めるためのhintや行動変容の契機，考えの転換などをいくらかでも読者諸氏に与えられたら，というのが本章の意図である．本章が不明・不定の患者の診断名を知るための必勝法を授けるものではないことをここに明記しておく．困難を抱えることが，医師の本来の仕事である．

【文献】

1) 加藤　温，監修．國松淳和，著．内科で診る不定愁訴―診断マトリックスでよくわかる不定愁訴のミカタ．中山書店; 2014.
2) 大曲貴夫，狩野俊和，忽那賢志，國松淳和，佐田竜一．Fever 発熱について我々が語るべき幾つかの事柄．金原出版; 2015.
3) 加藤　温，監修．國松淳和，著．外来で診る不明熱―Dr. K の発熱カレンダーでよくわかる不明熱のミカタ．中山書店; 2017.
4) 國松淳和，前田淳子，渡邊梨里，他．外来における不明熱の原因疾患としての家族性地中海熱の重要性．日本臨床免疫学会会誌．2016; 39: 130-9.

各論の前に
あらためて「不明・不定」とは

　診断というのは，ある一定の基準を満たすものとして定義されるものであって，それ自体に実体はない．そうした定義で集積すると，ものによっては biological に均一性があって，これを長い時間かけて検討されたり洗練された研究が集積されたりすると，そこでようやく1つの「疾患」として確立する．しかしそれでも，その集団にみられる"強い傾向"をその疾患の特徴として定義しているのに過ぎず，どんな疾患でもその"辺縁"というものが存在する．そして，そうした辺縁にはさらにその辺縁が存在し，全体をみれば一層性でなく重層的になっていく．こうしたある種自然美とも言えるグラデーションが，自然界だけでなく生命生理にも生じているのである．だから，結局どんなにうまく線引きしたとしても「辺縁領域」は付いて回り，疾患に実体があるというのではなく所詮定義なるものを使って恣意的・操作的に線引きしているだけである．

　さて，「不明熱」,「不定愁訴」というのはそれぞれ何らかの基準に当てはめられないでいるという状態であるから，「不明熱」,「不定愁訴」自体にもやはり実体はない．「不明熱」,「不定愁訴」というものがあるわけではないから，そういう状況を作る背景因子があるだけだというのが私の考え方である．そろそろもう控えるが，不明・不定となる状況があるだけで，不明・不定となる疾患が実体としてあるわけではない．たまに患者が自身の熱を「私は不明熱持ちです」のように実体があるかのように表現することがあるがそれは適切ではない．

　以下，診断名が付かない段階において，不明・不定となる状況を作る因子，不明性が強くなる因子などについて，因子ごとに述べる．

■疾患の因子

　まず不明性の大きな要因は，疾患を大きく特徴付ける臨床的特徴がパッとわかる形ですぐみつからないということである．これは，例えば感染症であるなら「どの臓器に感染症があるか」というのがわからないといったさまである．つまり，感染臓器のフォーカスが不明瞭・不明という状況である．これを疾患の分野や病態によらないで言えば「症状・症候に局在性がない」ということでもある．診断する際の担当医としてはこれをただちに認識する必要がある．

　これまで「局在がない」とするのは少し“後ろ向き”な話であった．臨床医たるもの問題の所在をみつけ出す・突き止めるということに専心すべし，特定できないようではダメだという風潮があった．しかし近年，とりわけ不明熱の診療への関心の増加から，こうした「局在がない」ということをメタ認知する習慣を持つということが実践されるようになった．

　“不明熱の診療の基本は「不明熱をみている」という立ち位置をきちんと踏まえること”と言ったのは，感染症コンサルタントの青木眞先生である．自分が不明熱をみているという立ち位置をはっきりさせ問題を構造的に捉えれば，すぐ解決することはなくても，とりあえず右往左往しない．不明熱と認識さえできれば「局在症状を呈しにくい疾患を，ゆっくり考えれば良い」と落ち着くことができるというわけである．

■患者の因子

　症状を拾い，汲み取るプロセスで重要なファクターは，患者の訴えをいかに正確に認識できるかである．正確であるべきところで，正確には認識できないというのは，不明性を強くする要因の1つである．極論的で今日的な例として，認知機能が低下した高齢者の身体症状がある．自分の身体に起きていることを認知しそれを他人に対してわかりやすく伝えるという過程において，何らかの障害や困難さがあると，担当医は非常に症状を汲み取りにくくなる．もちろんこういうとき，身体診察や臨床検査による所見を総動員する．問題はそれでも判然としないときである．身体所見や一般検査で何か掴めないときこそかえって，患者の訴えや患者の語りを基盤

として病歴の重要性が相対的に高まる．よって，自分の身体に起きていることを認知しにくい患者，それをうまく人に伝えることが困難な患者，のどちらかあるいは両者において，病態推定の際に不明性が高まる．不明熱の場合は，病的な疾患では検査所見での異常がみられやすい傾向にあるから，とりわけ困るのは不定愁訴診療のほうである．

　このことを述べたものがあまりなかったので，私はこれを拙著[1]に記述した．以下，同書を底にして述べることにご容赦頂きたいが，本のなかで不定愁訴診療では患者の表現（言っていること）があてにならないと考えるほうが良いとした．この様子を「患者の表現が歪む」と呼び，これを意識しておくのが良いと記述した．「患者の表現が歪む」とは，患者に内在する真の訴えが，患者が発言として表現する段になり量・質ともに変化し，聞き手からするとよくわからなくなってしまうというような意味である．本当はあるはずの症状が積極的な訴えとして表現されないこともあれば，本当はそんなにないはずの症状が過剰かつ適当でない表現方法で訴えられることもある．このことが起きやすい患者の，具体的な背景例を表3-1に挙げた．これに該当する場合，不定愁訴化しやすい．

　医師にとって都合の良い症状表現を，患者はしないものだ．不定愁訴形成における患者因子については，「実際に患者のなかで起こっていることが正確に表現されていないことがある」と認識しておくのが良いと思われる．

■医師側の因子

　ここで話題にする事柄はやさしく言うと次の2つである．1つは，医師がいつでもハイパフォーマンスでいられるわけではないということである．

表3-1 「患者の表現が歪む」ことが起きやすい患者背景

- 思春期
- 精神疾患あるいは心療内科圏内
- 認知機能低下・知的障害
- 病的状態（sick, weak, inactive）
- 外国人（日本語が母国語でない）
- 感覚器の機能低下ないし不全（聾啞者，重度の白内障，難聴など）
- 重度肢体機能不全（頸髄損傷，脊髄炎後，外傷後の重度の後遺症など）

2つ目は，医師も「不明・不定なもの」をそんなに好むわけではないということである．この両者にあえて共通性を見出すならば，医師が具合の悪いときにどうあるかという課題である．これに関しても，拙著[1] のなかで，不定愁訴のことだけでなく不定愁訴と不明熱診療の共通性について触れながら述べた．

医師も人間であり，疲労する．自分の関心の高い診療分野，それぞれの専門性や研究分野がある．どういうことに好奇心があるかは人によってまちまちであって，それに応じて（正直なところ）みたい疾患・みたくない疾患があったりするものである．もちろん，医師の経験や診療能力が不足という要素もあるにはある．目の前に診断の手がかりがあるのにそれと認識できない，知らないから本来拾うべき診断的手がかりが眼前を素通りしてしまい，疾患や病態を想起できないというわけである．

このようなことは，「あってはならない」と考えるのではなく「常にあり得るもの」として認識しておくべきである．これに対する実効的プランは，1つは医療安全のような考え方．これはシステムエラーに対するアプローチのことであり，個の問題ではなくチーム医療の見直しとして取り組むべきものである．もう1つは，医師の具合が悪いときであってもごく簡単なやり方で次のプランを捻出できるようにしておく，という現場での個々の工夫である．これに関してはここでの詳述を避けるが，炎症反応の有無・症候の局在性の有無によって2×2のマトリックスを作りその該当したマトリックス内にどんな病態があり得るかを初期のうちに簡素に分類し，あまり考えずに次のプランニングをできるように私が考案したものである．図 3-1 にそれを示しておく．

■ どこまで精査したものを「不明」とするか

ここまで「不明熱」と「不定愁訴」を，うまく（？）並行して論じてきたつもりであるが，前者には定義があり後者には定義はないという違いが実はある．論ずる内容によっては分けて述べないと，混乱を招いてしまう．ここでは不明熱について述べたい．

表題通り，「不明」というからにはどこまで精査したもの・されたものを不明と呼ぶべきかということを考えてみる．このことは，要は「不明・不

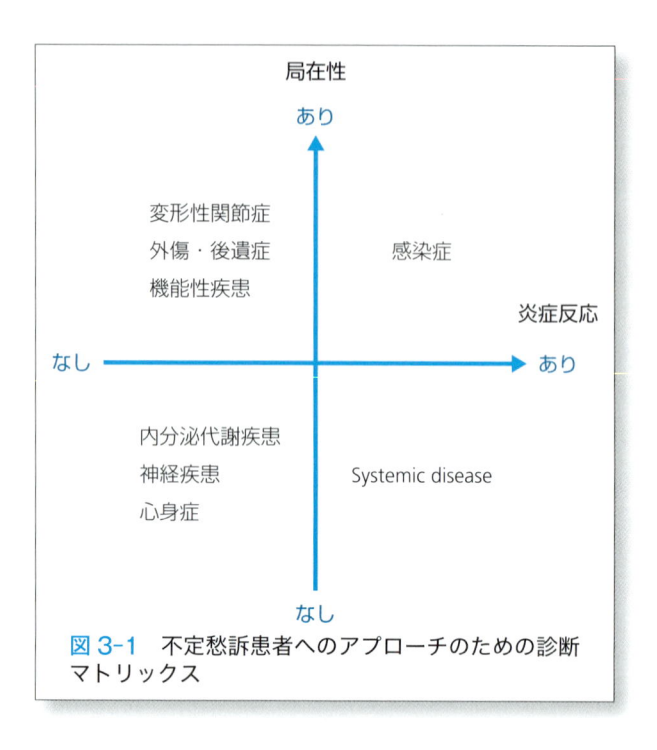

図 3-1　不定愁訴患者へのアプローチのための診断マトリックス

定とは」とか「不明・不定をどうするか」を考える前の思考の基盤になると思われる.

　ここでも大変恐縮ながら，不明熱あるいはその古典的定義などについて，既刊の拙著[2]に自身の考えを展開している．ここでそれを詳述あるいは長文引用などは難しいので端的に言えば，要するにいま（も）使われている不明熱の定義というのは古いのである.

　そもそも 1961 年の Petersdorf と Beeson の「古典的不明熱の定義」というのは，熱源不明の 100 例の発熱患者を集計してそれを記述した臨床研究の患者 inclusion そのものである．これが今日も使用されるいわゆる古典的不明熱の定義となっている．その定義を 1 センテンスでまとめると，「3 週間以上の期間にわたり 38.3℃以上の熱が数回出る状態が持続し，1 週間以上の入院精査をもってしても診断がつかないもの」となる.

　古典的不明熱の定義の問題点は，定義そのものにあるのではない．「　」内後半の“1 週間以上の入院精査”というところが曖昧になっているということにある．つまり，熱源精査に際してどのような精査をするのかまで

言及されていないのである．さらに大事なことには，その内容は時代や国や診療する場所によって異なるだろうという点である．もっと言ってしまえば，こうしたセッティングが仮に同条件であっても，個人によって，つまり医者間で選択する検査の内容や「熱源がわからない」とする線引きが異なるだろうとも言える．

ずるいようだが，本書でその具体的線引きを提案することはしない．例えば，「真の不明熱」なるものを追求しようとして，CT やエコーなどの画像検査と血液培養は当然実施，FDG-PET/CT と気管支鏡と骨髄穿刺と侵襲的生検（肝臓，皮膚，リンパ節など）と経食道心エコーまで施行したものを不明熱と呼ぼうと提案したのでは，現実的なレベルで「熱の原因がよくわからない」という日常的な問題の解決に際して必要な，有益な疫学がよくわからなくなるだろう．そもそも，医師によってはそのような検査などまったく不要で病歴聴取と身体診察のみで熱源・診断を言い当てるかもしれない．

個人的な見解になるが，不明熱の定義をどうするか・不明熱の精査をどうするかという論争は，廃れていくと思う．というか，私自身がその議論に対してすでに退廃的な気分となってしまっている．まともに考えて，不明熱診療をもっと標準化しようと思ったらおそらくいくつかの洗練された臨床研究を経て，精査手順がアルゴリズム化されるのであろう．そのようなアルゴリズムができて助かると思う人もいるだろう．ただ私に関して言えば，そんなアルゴリズムなんて臨床医の自由を削がれた気がして気持ちが悪い．よっぽど，「右往左往すれば不明熱．右往左往しなければ不明熱ではない」としてしまって欲しいくらいである．そうしたら私はこう言うだろう．

「右往左往なんかしてねえよ」

こういう姿勢での不明熱診療を「デカダンス（décadence）な不明熱診療」と呼ぶことにしている．

【文献】

1) 加藤 温．監修．國松淳和，著．内科で診る不定愁訴―診断マトリックスでよくわかる不定愁訴のミカタ．中山書店；2014.
2) 加藤 温．監修．國松淳和，著．外来で診る不明熱―Dr. K の発熱カレンダーでよくわかる不明熱のミカタ．中山書店；2017.

各論に先立って

　ここまでの記述で，「不明熱」と「不定愁訴」が臨床のなかで同様の構図に置かれているということ，「不明熱」，「不定愁訴」に実体があるのではなくそれに対するあり方の問題であるということ，「不明熱」，「不定愁訴」の周囲で医師や患者が右往左往してしまうために長い時間解決されないでいるということ，などが確認されたと思われる．

　ただここから先は，もっと実践的でなければならない．分析しているだけでは，結局「不明・不定」のなかで埋もれているだけになる．本書の一貫したテーマである，「病名がわかっていなくても，前に進む」という目的を遂げるには，まるで教師がみているなかで行われる学級会での話し合いのような優等生的な無難さではダメで，攻めた具体的な実践でないといけない．

　本章冒頭で述べたように，本章で扱うのは「週～年の単位で病名が決まらない病態」である．重要なのは，週～年の単位の時間がもう経ってしまっているからといって悠長にしていてはいけないということだ．時間単位に騙されてはいけない．何事も相対的な話である．遅くみえてその実は高速で病態が進行しているかもしれない．月の単位で経過していても，あと数日で重要な治療の window がクローズしてしまうかもしれない．観測者たる医師は，この相対性を忘れてはならない．私が，いま困っているケースについて臨時で討議するケースカンファレンスではなく，「もう最終診断がついたケースを使って診断推論を追想するケースカンファレンス」を好まないのは，現実の病態や診療の現場感における“時間の歪み”のようなものや時間経過に追われる切迫感や思考が歪まされる感覚がまったくないからだ．つまり，診療しているときとそうしたケースカンファレンスで考えているときとで，使っている脳が全然違う感じを覚えるのである．学習として効果が高いのはわかる．いま私が述べたのは，単に好みの問題で

あるのと，本来実臨床で（のほうが）輝けるはずの医師が「カンファレン
ス専門医」になって欲しくないという願いからであってそれ以上の意図は
ない．

　本章はこれより，大まかに各論に入っていく．各論と言っても，「不明
熱」と「不定愁訴」を分けて展開する．実践的な内容にするには，合算し
て述べてしまうと細部の記述が甘くなる．「不明熱」に関しては主に診断に
ついて，「不定愁訴」に関しては主に治療について述べようと思う．

不明熱
最近のトレンド 2018 〜 19

　「不明熱の原因疾患」を集計する臨床研究は，いまも昔も存在する．そしてそれらが，国や時代や地域などによって異なるということも，すでに周知されている．例えば，昔は感染症・悪性腫瘍が多くいまは非感染性炎症性疾患や「原因不明」の比率が多くなった，などがそうである．その変化は，少なく言っても 10 年ごとで変遷がみられる．5 年でも変化が出てしまうように思う．私見を重ねてしまうが，かなりハイペースに update しないと，不明熱原因疾患のスペクトラムの年々の変化に付いていけない．そこで，本書執筆時の最新の状況を踏まえて以下にそのトレンドについて述べる．

■ QOL を改善させるための不明熱精査

　まず卑近な話題から始めると，私は 2018 年 4 月より病床数 600 床ほどの国立国際医療研究センター病院から 170 床の現職場へ異動したが，その異動後から本書執筆時点（2018 年 12 月）で「古典的不明熱の定義を満たす患者」を実は 1 人もみていない．現職場では，発熱患者はこれまで以上に多くみたし，また定義は満たさないが発熱で困って紹介された患者，あるいは「発熱精査」としてコンサルトされた患者などは多くいた．ただ，前職場では週に 1 〜数例の比較的診断困難な不明熱症例と対峙していただけに，セッティングの変化でこうも違うのかとやや驚嘆している．

　このような病院の規模，擁している診療科の数や装備している検査機器の違いが，相当な不明熱集計のバイアスになっているのは否めない．だからこそ多施設共同での臨床研究に意味があるという正論が成立するのかもしれないが，そういう研究に協力する施設はそもそも不明熱を日頃から認識しており不明熱診療に関心がある施設であるというバイアスから（何施

設，何例集めても）逃れられないのではないかと思ってしまう．

　不明熱診療とは，贅沢な話なのである．この点はトレンドを語るうえで重要で，要するに「"生き死に"の不明熱」から「QOL の不明熱」に変わってきているのである．放置しておいたら予後不良となる疾患が否定できれば大丈夫，というのではなく，それは前提・当然であって，いつもの体調に戻りたいという高い望みで不明熱精査にやってくる．自然，小さな病院やクリニック，不明熱診療に不慣れな医療機関ではそのようなことは無理筋であり，結局診療可能な施設や医師へ紹介が集まる．「発熱」という日常的な症候を扱っていながら，不明熱とは極めて特殊な病態として扱われているのが実情である．そこで本項ではまず，従前「病気ではない熱（心因性発熱)」とされていた (機能性) 高体温症を挙げる．あえて"病態"と言ってしまうが，この病態は古典的不明熱の時代には集計から除外されていた．もちろん名指しではなく，高体温のような low grade で比較的 self-limited な熱は，病的とされず集計に組み入れること自体が発想としてなかった．そこへきて近年の QOL 向上を求める傾向である．すなわち，まず患者がこれを病的とするようになったのである．機能性高体温症は，実際には小児・思春期年齢帯に多いが，38 〜 40℃といった high grade となることも多く，不明熱定義を満たしてくる症例がいる．ただこれは，QOL 向上を求めて不明熱精査に押し寄せる傾向にある現場だけで感じるものであって，つまり集計が追いついていないのだと思う．こうした変化は明らかに，biological な変化ではなく social な変化である．「調べましたが原因がわかりません」という事実に対して，以前は「そうですか」で終わりだったのに対して，患者側がそれに納得せず「他に何かあるはずだ」とさらに高度で質の高い問題解決を望むようになったのである．そうした患者が溢れてくるにつれ，医師側の一方的な「病気ではない」が通用しなくなってくる．機能性高体温をみることは，biological な点ではいまのところ個人的に大きな関心はないが，社会の要請なのだと思う．我々は，暴力や略奪が少なく，周産期死亡が少なく，道路や水が綺麗で，便利で清潔な環境に身を置ける「豊かな社会」に生きている．医療者の立場では，昔は疫病や怪我をみていればよかったのが，いまは素人がインターネットなどで高度な情報を得るので，結果として「生命に直結しない」病態を多くみることになっている．医師によってはこれを「医師本来の役割ではない」

とする者もいるが，豊かな社会にいるのだからしょうがないと私は思っている．好みはあろうが，QOL 向上の診療もせざるを得ない．なぜなら私は豊かな社会にいたいからである．とはいえ患者の，「なるべく症状のない状態を維持したい」という飽くなき欲求にはときに正直辟易する．

■検査の進歩と普及

　不明熱の精査・診断において，検査の進歩と普及は大きい．特に「普及」が大きい．研究機関でしかできないような検査ではなく，クリニックでも採血で実施できる保険収載された血清学的検査であるとなおインパクトが強い．

　15 〜 20 年の単位でなら，"ANCA" の測定普及は大きかった．日本に少なくまた症候で診断しやすい多発血管炎性肉芽腫症（以前の Wegener 肉芽腫症）の対応特異抗体である C（PR3）-ANCA よりも，P（MPO）-ANCA 測定普及のインパクトは大きい．P-ANCA に対応するとされる顕微鏡的多発血管炎（MPA: microscopic polyangiitis）は，血管炎とわかる症候が顕性となる前に，不明熱・不明炎症的な prodrome が先行する場合がある．ここを患者や医師が問題視するのである．ただ，例えば「高齢者の，慢性炎症を伴う不明熱」に対してこの P-ANCA が測定されて陽性だった場合，ただちに診断確定されなくても MPA を念頭に構えていることができる．手がかりがまったくないのに比べたらこれは極めて大きい．

　血液検査で言えば，結核菌の保有の有無を一定の確率で検出する方法として，結核菌特異的 IFN-γ 検査もこの 10 年で十分普及した．ANCA 同様これがただちに不明熱患者の精査・診断に直結しているとは言えないだろうが，むしろ不明熱となる前の段階で，不明熱としての紹介を受ける前にすでに同検査が実施されて，結核症の有無を検討されていることが大きい．ただ，「不明熱の診断」で有用であるかは疑問が残る．結核菌特異的 IFN-γ 検査が，比較的夢のような検査に感じた黎明期と異なり，一定の冷めた目でみられるようになったのが最近である．不明熱の診断で役立つとは思われなくなった．

　「少し難しい不明熱」をみたとき，あるいは成人 Still 病などが考えやすい状況で "他疾患" を除外せねばならないとき，といった状況で，臨床医

の頭に浮かぶ次のプランに，以前に比べて変化がみられる．「熱源がわからないから○○をしておこう」という際の○○が変遷したように思われるのである．個人的な景色では，ランダム皮膚生検，ダブルバルーン小腸内視鏡，FDG-PET/CT あたりが明らかに普及したように思われる．自身・自施設で実施するかどうかは別として，これらの存在があることは一般化した．

ランダム皮膚生検は，血管内リンパ腫というリンパ腫の診断に有用だということで知られるようになった．血管内リンパ腫は不明熱化しやすいため，「不明熱の精査にランダム皮膚生検」という発想が生まれている．個人的には“血管内リンパ腫らしさ”というものがあり，ランダム皮膚生検はその患者に行うので，「不明熱診断のための検査」というと論理飛躍であり不適切である．ただ，普及のスピードは早い．驚くべき検査閾値の低さで実施されているように思う．今後の予想としては，ランダム皮膚生検の実施基準が出てくるものと思われる．

ダブルバルーン小腸内視鏡検査の一般化の兆しもややみられつつある．小腸（空調・回腸）はこれまでブラックボックスだった．透視で形態描出，カプセル内視鏡で内腔観察まではできていたかもしれないが，内視鏡手技は不明熱診療という点では生検できることが大きい．小腸には内科診断医をワクワクさせる何かがある．小腸という樹海に踏み入れるようになってきたことで，格段に総合的な診断力が向上した．小腸限局の Crohn 病やリンパ腫，血管炎など，診断が難しい病態ほど小腸に潜んでいることがある．個人的には，以前，慢性活動性 EBV 感染症と呼ばれていた EBV 関連 T/NK リンパ増殖症の一病型は，非常にわかりにくいプレゼンテーションでやってくるが，反復する小腸出血で発症した印象的なケースを経験したことがある．

FDG-PET/CT もここ最近でまたさらに応用が広がった感がある．不明熱とは間接的にしか関連しないが，大型血管炎の病勢評価に FDG-PET/CT が 2018 年 4 月より保険適用となった．これは，動脈壁の炎症を捉えるのに FDG-PET/CT の診断性能が買われたからで，臨床研究，患者負担の自費，他の適応で撮像，などの種々の経緯で盛んに施行され FDG-PET/CT による大血管炎の診断例が増加してきている．側頭動脈エコーや，従前の身体診察の精度をも凌駕していて，何より早期発見・早期診断が可能

となったことが大きい．高安病を特徴づける動脈の狭窄症状・阻血症状，あるいは心血管系の構造破綻などに至る前の診断ができるようになったことは魅力で，それもあって一気に広まった感がある．今後は，そうした風潮を良しとしない人たちと，cost-effectiveness の点などでの論争があるだろう．個人的には，不明熱で「大血管炎くらいしかないが，手がかりがない」という状況がたまにあるので，その時は FDG-PET/CT は極めて良い適応と思っている．しかし，その事前推定は依然アナログであり病歴，診察，他疾患の除外（というか，他疾患に対する診断力）の重要は褪せないと思われる．FDG-PET/CT は，画像パターンによる直接的な診断のみならず，炎症巣などの検出による生検部位の特定に強みがある．むしろ後者のような間接的な役割としての性能のほうが高いとすら言える．生検による病理診断が主役なら，さしずめ FDG-PET/CT は名脇役と言える．

■これまでにない炎症病態への理解・認知

　これまでにないタイプの炎症病態への理解・認知とその広まりをみせた．具体的には，自己炎症性疾患と骨髄異形成症候群（MDS: myelodysplastic syndromes）に伴う自己免疫・自己炎症症候，この 2 つが大きい．これらに関して私がここ数年で得たものは拙著[1]に存分に記載した．専門的な記載というより，書名どおり「不明熱」との関連であるからここでの文脈と合うはずである．

　外来に家族性地中海熱の基準を満たす患者が，その目でみると相当数いるという気づきを得たことが大きい．とにかくそれを周囲に啓発した結果が，2018 年に実を結んだ感はある．オフィシャルに，あるいは個人的に自己炎症性疾患に関するコンサルトを受けることが格段に増えた．2018 年 4 月，未診断の段階で自己炎症性疾患を一般患者から見出すところから自己炎症性疾患の治療・管理までを解説した書籍[2]を上梓できたことも大きい．自己炎症性疾患の持つ希少性，「遠い国の稀な遺伝性疾患で一般医が扱うなどとは程遠い」などという認識のために，日本の成人の外来に未診断例が潜んでいるということを，従来の専門家ほど信じられなかったようだ（非専門家のほうが柔軟に興味深く受け入れてくれたという現実がある）．これに関しては，総合内科医・総合診療医の力が大きく，粘り強く病歴を

取り，フォローし続け，診断にこだわる姿勢によって，数多くのとりわけ家族性地中海熱の診断例を生んだ．これは明らかにこの1，2年のトレンドである．きっと，免疫や小児遺伝性疾患の大家たちの想定を凌駕したに違いない．家族性地中海熱の基準を満たす患者が，国内に500例しかいないなどあり得ない．少なくとも数倍はいることをここに断言したい．

　低リスクのMDS，つまり腫瘍としての性格が穏やかなMDSでは，腫瘍性疾患としてのステージとはまったく別に，ある種の免疫現象がsymptomaticとなることがある（このときのMDSは"染色体異常はあるが血算異常すら顕性ではないもの"というようなイメージのものも含む）．診療では普通まず症候をみるから，症候として表に出ている免疫現象をみているときにはまだMDSの存在など知るよしもなく，つまり比較的"謎な"炎症性病態をまずみる構図となる．近年トリソミー8でBehçet病様症候が出現し得ることはすっかり有名となったことは，確実な進歩である．特に腸管に潰瘍やびらんを作るタイプが多い．ただ，このことにも注意点が必要と考えている．1つは，あくまでBehçet様症状であって，usualなBehçet病の偶然共存ではないということ．もう1つが，トリソミー8におけるものが単に有名であって他の染色体異常でも種々の炎症症候をきたし得るということである．この2点は，臨床において非常に混乱や迷いを招きやすい要素となる．MDSか？　Behçet病か？　などということに大切な時間を費やしてはならない．どちらでもないし，どちらでも良いのである．この不確かさを許容し，「診断が確定しなくても」の状況のまま治療に進むことができるかが，ここでも試されている．

　さらなる誤解を招きたくないので強調するが，こうした場合のMDSというのは腫瘍性疾患としての介入の余地はほとんどないことに留意したい．つまり，不明熱・不明炎症の精査に際し，こうした低リスクMDSの免疫病態を疑ったとしても，血算異常があるとか移植や抗腫瘍治療がただちに要るとかではないので，精査依頼の際に血液内科医に経緯や背景をよくよく理解してもらう必要がある．これは仕方のないことだが，血液内科医というのは「腫瘍に対する治療医」であり，「（腫瘍かどうかもわからない）不明性の高い病態の診断医」ではない．よって，個人的には一般化したと言って良い血管内リンパ腫の初期病像や診断にまつわる理解なども，まだまだ血液内科医に届ききっていない感がある．血液内科医までたどり着き，

治療が敢行されるまでの間に Performance Status（PS）が落ちてしまっている，あるいはもう亡くなっているという現実のために，"まだ状態がかなり良い血管内リンパ腫"というものをあまりみかけないのだと思われる．今後の期待は，「血液内科医の不明熱診療への積極的参加」である．言い換えれば，まだ腫瘍であると確定する前の段階から，血液内科医の役割があることがもっと知られるようになると良いと思う．

■不明熱診療自体の普及と（医師側の）関心の高まり

このことを述べるために，そもそも「不明熱」をどの診療科がみるのか，扱うのかという問いを考える．不明熱の精査は感染症の除外から始まるから感染症医が良い，不明熱の最終診断は非感染症炎症性が多いからリウマチ膠原病・免疫内科医が良い，などの暗黙のコンセンサスはあるかもしれない．確かに昨今の vascular interventionist たる循環内科医が不明熱精査をしているイメージはない．近年の強いトレンド変化には，総合内科医 / 総合診療医なる "わけのわからない診療科" の医師たちによる，不明熱に対する謎の責任感と強い関心が無視できない．

「病院総合診療」という語の普及の黎明期なのかもしれない．これは中小総合病院の一般内科のイメージではなく，大学病院クラスの大病院のなかの総合内科 / 総合診療という，むしろイメージしにくい総合診療のあり方を言っている．総合診療医は，その診療する場によって変幻自在にその役割と診療内容を変え，その場に合わせられるという特性があるが，この特性を「大病院」に合わせたものが病院総合診療医である（「地域」，「クリニック」に合わせたものがいわゆる家庭医だろうか）．このことを悪い言い方で言うと，病院総合診療医もアイデンティティが欲しいのである．大病院にはあるであろう，しっかりとした各科の専門診療体制のなかで，病院総合診療医は自身らが入る余地を探してそれを埋めようとする．すると，専門科の前か，すき間か，後かということになる．

「専門科の前」というのは極端な説明をすれば初診患者の振り分け機能である．外来・入院によらず，まずはとにかく引き受けて病態確定や主たる専門性が明瞭になるまでを診療するものである．救急診療と統合して構えている病院もある．

「専門科の後」というのは，急性期の大病院にはあまりない役割かもしれないが，昨今逆に増えている．それは高齢化によるところが大きい．つまり，いままでは専門各科でみられていたものの高齢になるにつれ疾病が増え複数の病態を1人の患者が抱えるようになると主診断の専門科医師が1人でみていくのはしんどくなる．疾病が安定すれば，いわゆる至近のクリニックやかかりつけ医，家庭医に全体を統括する総合診療医の役割を果たしてもらうことは多いだろう．問題は，疾病1つ1つがクリニック，中小病院一般内科医ではみられないほどに専門性が高い疾患の場合には，大病院の総合診療医の役割が出てくる．各科と連携を取りながら，一般合併症診療をしていく絵である．HIV/AIDS患者や精神疾患患者の合併症管理・治療なども広義にはそのような感じであろう．あるいはまだこれからの分野だが，小児期に診断された希少・難治疾患を持つ児が，合併症の管理の質向上のために成長し成人となったあとの診療である．元来はこれを，成人年齢であっても小児科医がみてきていたが，成人内科もまた年々複雑化し進歩を遂げ日々アップデートが必要であり，"心ある"小児科医ほど「小児→成人」のトランジションを重要視して"心ある"成人内科医へ引き継ぐという光景が，ほぼ水面下でみられ始めているのが昨今である．他によく見かけるサンプルとしては，緩和ケア / 緩和診療である．がん診療という専門性の高い診療がひと区切りとなった後（あるいは並行しながら），症状緩和や合併症管理を総合診療医が行うというものである．ただ，がんはありふれた病気でありながら，本邦はこのあたりの体制が遅れていることは否めない．おそらくいま述べた例は理想論で，現実には「がんの当該領域の専門家」が専門治療を終えたあとも「緩和ケア医」と連携しながら息をひきとるまで面倒をみるという現実がある．これは一見美しい話だが，不健全でおかしい点がいくつかある．第1に，専門家が専門以外のことをせざるを得なくなっているという構図である．「専門家が専門以外のことをする」という（言葉からしておかしい）この自己矛盾を思うとなんとも言えない寂寥感を感じる．次に，緩和ケア医は，総合診療医としての役割を果たしているのではなく，専門家としての立場を貫きコンサルタントとして機能しているという現実がある．つまり，「がん専門家（あるいは臓器専門医）－緩和ケア専門家」の組み合わせでがん診療が行われているのである．総合診療医の専門的知識の乏しさは言うまでもない今後の課題かも

しれないが，専門家による総合診療的視点の乏しさもまた同じくらい問題である．現状，「専門以外も何でもみる専門家」と「専門的知識もある総合診療医」とが増えれば問題ないが，少ないと患者の well-being 上は不十分なものとなったままになる．

　最後に，大病院における「専門科のすき間」たる，総合内科 / 総合診療の役割である．ここに，"不明熱診療医" としてのアイデンティティが出てくるかもしれない．個人的には不明熱などをみる専門家など要らない……もとい，多くなくて良いと考えているが，いかんせん「熱」というのはありふれた日常的な症状である．熱に対する診療のコモンさは施設や地域によらず高く，よって一定の確率で診断難度の高いケースが生じてしまう．したがって不明熱への診療のニーズはある．一方で，イメージとして専門科の専門性が高くそびえ立てば立つほど，すき間が生まれ専門家によるすき間への関心が薄れる．その分だけ，未診断の病態という明らかにすき間にある状況を総合内科医 / 総合診療医が取り扱うことになる．そしてそれを意欲的にやれば，不明熱は自分たちがという，患者への責任感と自身の病院におけるプレゼンスを示すことになる．あとは，純粋に「不明なもの」，「未診断なもの」への強い好奇心であろうか．これも，昨今の不明熱診療を活気付けている支えになっているかもしれない．

　繰り返しになるが，私は「不明熱の専門家」はあまり必要ないと思っている．本項の表題が「不明熱 最近のトレンド 2018 〜 19」などと情熱的でキラキラした印象を与えたかもしれないが，すでに述べたように私はもう不明熱診療に関しては退廃的な気分となっていて（前述 p.175），不明熱専門家が要らないと私が言っているのはその影響もあるかもしれない．患者さんと話していると「不明熱をみられる先生がもっと増えて欲しい」と本当によく言われる．そうなるかは，時代や社会の要請と，医師・医療側の体制と，個々の医師の考えと柔軟性との兼ね合いになってくるだろう．

　今後の展望というか願いとしては，できればほぼ全員の医者が "すき間病態" への関心を持ってもらうことである．が，それは現実的でない．であればこれは 1 つの提言になってしまうが，①自身の専門科の領域の範囲内で良いのでその範囲を全部みるというような専門科医師が増える，②診療科によらず，「診断名がまだついていない」という状況・状態というのをもっと許容できる医師が増える，の①②を強く願うばかりである．

本書は②に貢献できるかもしれない.

【文献】

1) 加藤　温, 監修. 國松淳和, 著. 外来で診る不明熱—Dr. K の発熱カレンダーでよくわかる不明熱のミカタ. 中山書店；2017.
2) 國松淳和, 著.「これって自己炎症性疾患？」と思ったら—疑い、捉え、実践する. 金芳堂；2018.

実践的不明熱診断法
徹底した無駄の排除

少し考えればわかるが，不明熱の完全無欠の診断法はない．本項では，緻密な徹底的検討を行うやり方ではなく，「不明熱の初期」という概念を取り入れ，「不明熱の迅速診断」を最大の目標とする．その実践の内訳としては大まかに，

- 素早く 80 点を取る
- その速さで節約できた時間で，例外事項について慎重かつ個別に検討する

としこれを戦略の概略とする．

以下を読めばつかめると思うが，本項はどちらかと言うとヘヴィな難治症例を読み解く直接的な方法よりも，いわゆる"不明熱を不明熱にしない"という方法論の解説となる．これは不明熱の診断法というより，広義には発熱のアプローチ法ということになる．しかし，「発熱のアプローチ」というのでは総花的過ぎるというか，生ぬるい．発熱一般のアプローチの解説ではなく，定義しにくいがあくまで不明熱的な状況を想定して解説を行う．"不明熱を不明熱にしない"という気概で素早く考え動けば，上で述べたようにそれだけ時間が節約でき，困難なことへ多くの時間を割ける．これは間接的には不明熱の解決に貢献しているのである．

■不明熱患者の受診パターン・触れ込みを考える

この表題は矛盾している．まず，紹介患者でもない限り不明熱が初診時に確定しているということはない．精査ののちに不明熱になるからだ．ただ，「精査ののちに不明熱」というのはやや出遅れている．不明熱になることを見越して，そうなる前に精査できれば良いと言えないだろうか．言い換えれば，なるべく初期に，荒っぽくても良いから「解決しやすい不明熱

の患者」を前もって抽出できれば良いのである．ここで私は，「不明熱の初期」という概念を提案したい．

■「不明熱の初期」を捉えて不明熱の迅速診断をする

要するに，不明熱になりそうな患者を迅速に認識して，その患者への十分な検討を行う時間を取るということである．その結果，不明熱患者になるならなるで不明熱精査として半歩あるいは数歩早いスタートを切れるし，他方いち早く診断して不明熱にしないということもできる．

そこで以下のように考える．まず，「熱がある（ここでは"炎症がある"というのも包括する）」という患者が今回の議論の対象となるが，大まかには，

i) 初めて遭遇したとき

ii) もう他で精査されたがわからず，さらなる精査を求めてきたとき

の i), ii) のどちらかが起点になる．分けて解説したとしても，結局は同じ考え方であるので両者を合わせて解説したい．

■ とにかくまず採血をする

「熱で困っている」という患者が現れたときに，瞬時に診断名が浮かばないときには血液検査を実施する．

問診票（紹介状）・病歴聴取・身体診察を実施したときに「熱で困っているとは言うが，この診断に違いない」と思ったらなら素直にそれを診断するための手順を踏めば良い．〈熱で困っている〉と〈問診票（紹介状）・病歴聴取・身体診察ですぐ診断がわからない〉の組み合わせ，というのが"不明熱の初期"の起点である．このときに血液検査を実施する．

どの項目を出せば良いかについては，どのようでも良いが，CRP を必ず含めておく．表 3-2 にこれだけはという最低限の 1 セット例を示す．血算，

表 3-2　熱の原因を調べるための最初の血液検査項目（最低限）

- 血算
- アルブミン，AST, ALT, LDH, ALP, γ GTP, BUN, Cr, Na, K, CRP

表3-3　熱の原因を調べるための最初の血液検査項目（拡大版）

- 目視による血液像・血球分画
- 血沈 1 時間値
- IgG（できれば IgA，IgM も）

肝機能なども初期推定に有用であるため必ず含める．表3-3には，もし実施できればというものを示した．

■ CRP 陰性のとき

　この陰性というのは，完全な陰性を指す．0.32 mg/dL，0.18 mg/dL を完全陰性としない．むろん，1.08 mg/dL は陽性である．0.00 ～ 0.04 mg/dL は陰性と考えるが，きりがないので「0.10 mg/dL 未満」が陰性と考えれば良いだろう．

　CRP が陰性のとき，それまでの熱の経過が長ければ長いほど病気ではない（機能性疾患の可能性が高い）．もちろん例外はあって，一番の例は無菌性髄膜炎である．ちなみに細菌性髄膜炎は，成人市中発症例は昨今極めて稀であることや，通常敗血症と共存するため，病歴が不明熱的であることはあり得ずこの場の議論には入ってこない．無菌性髄膜炎の最多の etiology はウイルスである．知識としては単純ヘルペスが有名だが，最多は「名もなき」ウイルスであろう．また，単純ヘルペスの場合脳炎が有名だが，髄膜炎にとどまる例のほうが多い．臨床では，状態の良い髄膜炎に対して，培養陰性まであるいは症状改善まで安静・点滴の治療をする，ということが多いかもしれない．ウイルス性髄膜炎のこの「状態が良い」というのが不明熱の素地となる．つまり，ウイルス性髄膜炎は一般診療で不明熱のよくある原因疾患である．頭痛は普通あるが，熱があるから当然だと過小評価されることがある．嘔気も同様である．また，血液検査でも軽微な異常，場合によっては正常であることもあるから，担当医師がウイルス性髄膜炎の可能性を挙げきらないことがある．熱が続いているのに CRP 陰性であり続ける経過は，一度はウイルス性髄膜炎を考えたい．

■ CRP 陽性のとき

図 3-2 に，すべき初動と思考の出発点の全体像を示した．

① 慢性炎症かどうか

慢性炎症と判断できるのは，表3-4 に示す血液検査所見がいくつかあり，また消耗を示す症状があるときである．

ちなみに，とても重要なことを言うと，慢性炎症を認識したら血液培養の適応を必ず考える．本来はルーティンとして良いと思っている．ここで血液培養陰性を前提にしておけば，次の②，③の議論が非常に整理しやすくなる．

② 局在性の把握

「局在徴候がない」というのは，偏った臨床症状・臓器特異的徴候がないという意味であって，例えば「両側の膝および足関節痛」という場合も左右でバランスが」取れているという点で偏ってはいないので局在徴候はないとする．要するにひとところに限局していないということである．「左肩

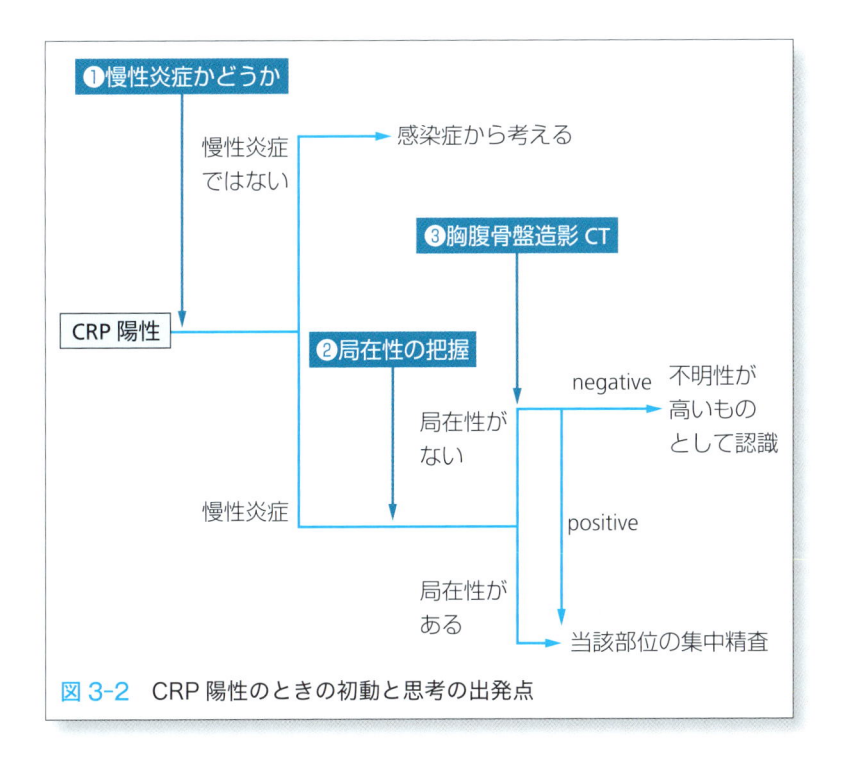

図 3-2　CRP 陽性のときの初動と思考の出発点

表 3-4　本書における「慢性炎症」を示唆する血液検査所見と症状

血液検査
- CRP 陽性（多寡は問わない）
- アルブミン低値
- 貧血
- 血小板増多
- 血沈亢進（ただし 70 mm 以上の著明亢進の場合）
- IgG 高値（2000 〜 3000 mg/dL 以上）

症状
- 熱
- 体重減少
- 易疲労感
- 食欲低下
- 活気低下

痛＋右手関節痛」は偏りがあるとみて局在性があるとしたいが，多発はしているので遠隔的に各局所を同時的に侵しているという点で全身疾患を考える所見でもある．慢性炎症と言えて，かつ「左肩痛＋右手関節痛」があるなら，私ならまず菌血症を考える．このときの関節痛は septic joint と考えて，血液培養のみならず，関節穿刺・関節液分析に移りたいところである．

　当然ながら，特にどこも痛くない，特定の箇所が辛いわけでもない，表3-4 内の「症状」くらいしか主だった症状がないという場合が「局在性がない」ということの典型である．

③ 胸腹骨盤造影 CT

　この検査をいきなりかというご指摘もあるかもしれない．ただし，これを適応とするのは「患者が熱に困っている＋慢性炎症＋局在性が乏しい」という状況であるから，言うほど "やり過ぎ" なプランでもない．もちろん，目の前の患者に合わせて以下のように少し改変もできる．

- 気道症状なく胸部単純 X 線写真で異常がないので，腹部骨盤造影 CT．
- 身体診察で頸部リンパ節腫脹がありそうなので，頸部も含めて．
- 腎機能不良のため，非造影で．

などである．不明熱で，ただちに頭部造影 CT が要るということは少な

い．この③でこのような画像検査を早めに突っ込んでいるのは，言葉は悪いが「どうせ要る」からである．誤解して欲しくないので添えるが，熱で困っている患者への「ルーティン検査」だとはひと言も言っていない．「患者が熱に困っている＋慢性炎症＋局在性が乏しい」という状況であればそのときには迷いなく体幹の造影CTだと言っているのである．すごく簡単なようだが，ここをためらわないことが，全体の病態把握速度を高める．

腸腰筋膿瘍くらいなら身体診察でもわからないことはあるが，大きな肝膿瘍があって「アメーバ肝膿瘍疑い→問診し直し→男性間性交渉歴が判明→HIV陽性も判明」という少し"反省しがいのある"結果になることもある．腹腔内，大動脈周囲にリンパ節腫脹が多発して悪性リンパ腫疑いとして一気に精査の趣きをそちらに寄せることもできる．

「CTで異常所見がまったくない」というのも，この場合はそれ自体重要な「異常所見」である．「患者が熱に困っている＋慢性炎症」が存在するにもかかわらず，体幹造影CTでまったく異常がないというのは極めて印象的である．"異常がない"というと，（患者などが特にそうだが）せっかく検査したのに異常がなくて落胆・困ってしまったとなるかもしれないがそうではない．炎症がしっかりあるのに画像所見がないという情報がむしろ，鑑別疾患を狭める．ここを明確にしておくことで不明性の高い熱の全体の診断速度を高めるので，もし疾患単位で知識的に準備しておくなら表3-5あたりの疾患を念頭に置くと良い．

■ CRP陽性のときのまとめ: 鑑別疾患（表3-5）を refine するために

ただ，迅速診断の点では表3-5の疾患をいちいち検討していたのでは遅すぎる．表3-5に示す鑑別候補を減ずるために随所でCT以外の検査を効率良く組み込まねばならない．

例えば①の終わりで述べたように，血液培養（陰性）を必須・前提とすれば表3-5の「菌血症」は消去できる．

表3-5の「血管炎」のうち，顕微鏡学的多発血管炎は年齢（高齢），MPO-ANCA陽性，（欠く場合もあるが）血管炎的症候（糸球体腎炎，間質性肺炎，肺胞出血，運動低下をきたす末梢神経障害，肥厚性硬膜炎，滲

表3-5 「慢性炎症＋局在性乏しい＋胸腹骨盤造影CTが一見して問題ないようにみえる」ことがある疾患の鑑別

菌血症
- 感染性心内膜炎
- septic thrombophlebitis（感染性血栓性静脈炎）
- 菌血症単独

血管炎
- 大型血管炎（巨細胞性動脈炎・高安病）
- 結節性多発動脈周囲炎
- 顕微鏡学的多発血管炎

腸管疾患
- 炎症性腸疾患（腸管 Behçet 含む）
- 腸結核
- 腸管原発リンパ腫
- アメーバ症

悪性リンパ腫（血管内リンパ腫など）

成人 Still 病

サルコイドーシス

頸部領域の疾患（CT 撮影範囲外）
- 深頸部感染症
- 亜急性甲状腺炎

上記以外の心・脈管疾患
- 血栓性静脈炎
- 心臓粘液腫

出性中耳炎，脳梗塞）なども考慮すれば推定しやすい．いくらかの検査前確率は必要であるが MPO-ANCA 測定も有用である．

　また，適応の設定は簡単ではないが，消化管内視鏡も有用である．消化管疾患の一部は不明性が高くなりやすく，特に下部は実施にやや気後れしてしまう要素もある．しかし，だからこそ早いうちに実施しておけば表3-5 の「腸管疾患」が消去できる（Crohn 病のような小腸病変のみ作り得る疾患は厳密には除外できないが）．小腸も，内腔観察だけならカプセル内視鏡という手がある．

　悪性リンパ腫は，不明熱となるようなものは血液データに「リンパ腫らしさ」が出ているはずだから，それでもなお体幹 CT 陰性というのは，む

しろ血管内リンパ腫の可能性を高める．早い段階から「リンパ腫らしさ」という別軸でアプローチできるため，図3-2の展開で悩まなくても良いかもしれない．リンパ腫，なかでも aggressive lymphoma らしさを示唆する臨床所見とは，ほとんどの事柄で慢性炎症の状況と合致する．そこで表3-4で示した内容との差異に関することを中心に表3-6にまとめた．

成人 Still 病は，臨床診断ながら診断基準が一応ある．これに忠実に適用すれば特に困ることはない．例外を適用しようとしてしまうときに間違える．成人 Still 病を特徴づけるのは，比較的顕著なフェリチン上昇とグレードの高い高熱の反復，そして白血球増多である．肝酵素上昇やリンパ節腫脹はあって良いが，通常それらが主体とはならない．白血球正常〜減少例を，他が成人 Still 病に満たしていそうだからと言って，成人 Still 病に無理に持っていかないのは，成人 Still 病の診断上個人的に重視する1つのコツである．

表3-5の「頸部領域の疾患」に関して，頸部 CT というのは通常その撮影範囲を指定しなければ実施されない（範囲外となる）ために生ずる心理的な盲点でもある．体幹 CT で安心してしまうのではなく，頸部にも熱源は潜み得る．亜急性甲状腺炎は，甲状腺圧痛を欠く場合には不明熱になりがちであるが TSH，freeT3, 4 さえ測れば即診断できるので，「測らないとわからない，測れば即わかる」という意味では本来半ばルーティン化し亜急性甲状腺炎を不明熱疾患に入れてはいけない．

表3-5の「上記以外の心・脈管疾患」のうち，心臓粘液腫は普通左房にありエコーを当てた瞬間に診断できる．心エコーは弁膜疣贅や感染性心内膜炎の素地となる弁膜症などの構造あるいは機能異常を知ることができる

表3-6 「リンパ腫（aggressive lymphoma）らしさ」を示唆する臨床所見についてのまとめ

- ほとんどの aggressive lymphoma が表3-4の内容を満たす．
- LDH が，AST，ALT に比して高い（およそ4倍以上），あるいは絶対的に顕著に高い．
- Aggressive lymphoma では血小板は減少例が多い．
- 血球貪食症候群の併存例がある．それに伴ってフェリチンの高値例がある．
- 可溶性 IL-2 受容体の著増例がある．

ことにもなる．血栓性静脈炎は盲点となることが多いため挙げておいたが，rule in や out がしにくい疾患ではある．

以上，「追加精査」として考慮されるものを含めた，CRP 陽性不明熱を迅速鑑別するための精査内容を表 3-7 にまとめた．すべて必須/ルーティンというわけではないことは付記しておく．

■不明熱迅速診断のための道筋

患者が最初に発熱を生じて不明熱的な熱となりそれを迅速診断しようとするまでと，そしてその後までの流れを「レイヤー」で表現したものを図 3-3 に示す．

レイヤーの若い数字ほどコモンで，上に行くほど困難例・希少例となる．いきなり上のレイヤーに属する疾患が診断できてしまうこともあろうが，一応患者が初めて熱を生じてコモンな順に候補疾患が絞れていくさまを表現したつもりである．表 3-7 の検査を的確に行うことによって，まずは不明熱の定義を満たさせないぞという気概が必要である．そして，表 3-7 の検査でも診断がわからない・わからなさそうなものをいち早く認識することが重要である．これまでの議論を踏まえ，それに該当し得る疾患を表 3-8 にまとめた．

この表には「CRP 陰性」のものも組み入れたが，腰椎穿刺をすればわかるウイルス性髄膜炎，抗核抗体を測るなど定められた分類基準を適用すればわかる全身性エリテマトーデスなどは入れていない．

表 3-7　CRP 陽性で不明性の高い熱・炎症を迅速鑑別するために考慮される精査内容

- 血液培養
- 甲状腺機能測定（TSH, freeT4, freeT3）
- MPO-ANCA 測定
- 胸腹骨盤造影 CT
- 上部・下部消化管内視鏡
- 頸部 CT
- 心臓超音波

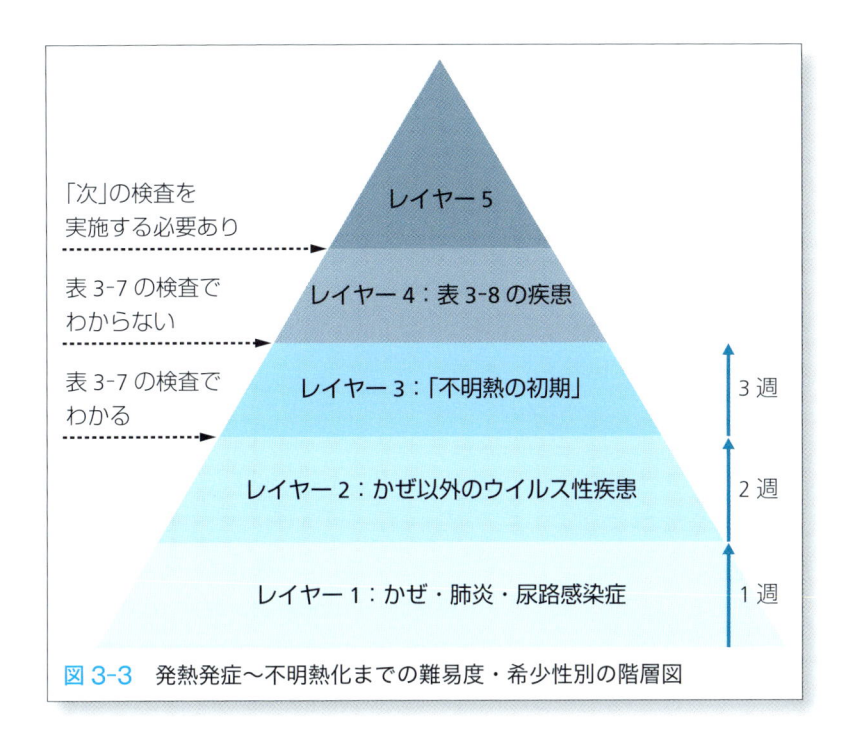

図 3-3　発熱発症〜不明熱化までの難易度・希少性別の階層図

左側の矢印（上から下）：
- 「次」の検査を実施する必要あり
- 表 3-7 の検査でわからない
- 表 3-7 の検査でわかる

ピラミッド（上から下）：
- レイヤー 5
- レイヤー 4：表 3-8 の疾患
- レイヤー 3：「不明熱の初期」
- レイヤー 2：かぜ以外のウイルス性疾患
- レイヤー 1：かぜ・肺炎・尿路感染症

右側：3 週／2 週／1 週

表 3-8　表 3-7 の検査でわからない疾患の例：不明熱となりやすいもの

CRP 陰性
- 機能性高体温症

CRP 陽性
- 大型血管炎（巨細胞性動脈炎・高安病）
- 結節性多発動脈周囲炎
- リンパ腫
- サルコイドーシス（肺病変を欠くもの）
- 抗酸菌感染症（播種性，肺外病変など）

■不明熱診断における advanced な検査

　表 3-7 の検査でもわからない場合はどうするかということについては，もう一律にどうこうというのはない．次に求められているのは「決断」である．表 3-9 に代表的な，「決断」を要する検査を列挙した．

表 3-9　症例によっては検討すべき「次」の検査

- 腰椎穿刺
- 下垂体精査
- 骨髄穿刺
- 皮膚生検
- リンパ節生検
- 浅側頭動脈生検
- 経気管支肺生検
- 肝生検
- 腎生検

表 3-9 に示したこれらの検査は，場合によっては非常にハードルが高いものも含んでいる．しかし，施設や科によっては容易いものもあるかもしれない．不明熱精査で特に威力があると思われる検査は，肝生検や骨髄生検である．肝臓や骨髄はリンパ腫細胞や白血病細胞，あるいは播種性結核やサルコイドーシスなどの肉芽腫細胞などが病理組織学的にみて取りやすい生検部位であり，診断困難な不明熱の精査に向く．皮膚生検も，リンパ腫の浸潤，サルコイド病変，血管炎のフィブリノイド壊死などをみることができ，この状況での汎用性は非常に高い．

■レイヤー 5 について

表 3-9 の検査で診断がつかないという場合は，その群の内訳は非常に不均一なものとなる．つまり，① 表 3-8 の疾患のなかの非典型例・診断困難例，② ①以外の難しい病態，③ とにかく very uncommon な疾患，などである．

ここでは①だけ補足する．FDG-PET/CT を撮像しないとわからない大型血管炎，腹腔動脈血管造影をして腹腔動脈の分枝の動脈瘤を確認するところまでやらないとわからない結節性多発動脈周囲炎，1 回のリンパ節生検あるいは 2 回の骨髄穿刺などでは腫瘍細胞がつかまらないリンパ腫，頻度が低くそしてあまりにつかみどころがなく担当医の想起が遠のいてしまう非典型サルコイドーシス，疑っていても細菌学的証明がなかなかできない結核症など，それぞれ想定していても難しいというのが 表 3-8 の疾患

である.

■最後に

「不明熱」という考え方で, 私が最も気に入らないのは, あの独特な悠長な雰囲気だ. 落ち着いて整理しよう, という気持ちもわかるしそれも重要だが, 整理している時間にもし進めたらそのほうが良い.

本項では, 最初に述べたように「素早く 80 点を取る」ということに眼目を置いている. 逆に言えば, 残りの 20 点を取りにいく方法については記述していない. 時間は宝であり, 何気ない箇所での時間節約は時間が経ってから思わぬメリットを生む. 不明熱を認識しそうになったら,「落ち着いて考えよう」ではなく, 思考や行動のスピード上げるためのアクセルを 1 〜 2 段ほどむしろ上げていくことが大事である.

不定愁訴治療の前に

　「不定愁訴」はそれ自体症状や病態とは言えないから，不定愁訴という語に対応する治療はない．すでに述べたように，不定愁訴というのは一種の「状況」である．患者の訴える一方的な症状的な困りごとだけからなる集合体というわけでもない．

　不定愁訴を診療しようというときには，まず不定愁訴という状況になりやすい身体疾患・内科疾患を検討しそれらの積極的な診断を試みることから始める．そして身体疾患・内科疾患が否定された後，不定愁訴に対する治療に移るが，それは「どの薬を出すか」などというものではなく，不定愁訴という状況を打開するためのプロジェクトをまずは立ち上げてみるといったような趣のものとなる．

　それほどに"本当の"不定愁訴というのは複雑で，"難プロジェクト"という様相であり日常業務のなかでいちいちそのような大きなことに構っていられないわけで，だからこそ担当医が心理的に忌避してしまう．ここで言いたいのは，不定愁訴の解決には，患者とその周辺の問題について「ときほぐし」が必要だということである．不定愁訴を治療することを決断するというのは，「捜査本部を置く」ことと似ている．

　捜査本部：重要または特異な犯罪が発生したとき，<u>捜査能力を統合的に発揮するため</u>，警察本部や所轄警察署に臨時に組織される機関の名称．

〔デジタル大辞泉（小学館, Ver.18）〕

　不定愁訴を解決するために捜査本部を本当に置くわけではないが，下線部の箇所が非常に意味のあることだと私は考えていて，通常の単純な捜査では解決しない・しなさそうであるから，各所の応援と協力を募って総合的な能力で難局の打開をするのであり，このあたりは不定愁訴にも共通す

る．不定愁訴のときほぐしもこうした対応が望まれるのである．

■不定愁訴治療の前のチェックリスト

　すると，不定愁訴治療の第一歩は，いきなりの解決は無理（というか，いきなりの解決が無理であるから不定愁訴となっている）であるから，<u>初動の確実さ</u>を重視する．少々迂遠で面倒くさいのであるが，不定愁訴治療の，基本的に一貫して必要なマインドが「急がば回れ」である．

　不定愁訴という複雑な状況に対し，まずは基本的な整理が必要である．ここは不明熱と違うところである．不明熱は，どんなに複雑にみえても，すぐに解決の糸口や結論までの一筋の光明がみえてしまうこともある．また1日たりとも無為な時間を過ごしてはならず，「ゆっくり整頓・まずは熱型観察」などと悠長にしてはいけないことはすでに述べた．

　脱線するつもりはないが，不定愁訴の病歴は多くは長い．数年前からなどざら，短くても数ヵ月前からという時間単位であり，さすがに日の単位で急ぐ必要はまったくない．そこは多くの場合，患者自身も理解していて，こちらが「少し時間をください」というと考える時間をくれたりする．

　そこで不定愁訴の治療を考える前に，表3-10 に示すようなチェック項目について，十分担当医が自身に問うておくと良い．患者の症状に直接的に関連する事柄ではないということがポイントである．患者からしたら一見，主訴とは関係のないことまで聞いてしまうことになるので，戸惑う患者もいるとお思いかもしれない．実は実際にはそんなことはない．本当の不定愁訴の患者は，どんな質問や診療にも非常に協力的である．自分でしっかりと理路整然と述べることはなくても，こちらの質問には真面目に誠

表3-10　不定愁訴治療の前の7つの自問自答

1	まずそれは本当に不定愁訴なのか
2	受診の経緯と目的は
3	誰が，どう困っているのか
4	訴えは無差別か：陰性症状を言えるか
5	本人は，原因を何のせいにしているか
6	現在の生活はどうなっているか
7	何を目標としているのか

実に回答しようとしてくれる．

　先に少しネタばらししてしまうと，熟練者は診断と治療を明瞭に分けたりしていない．診断的に診立てている段階で，こうした表3-10のようなことをすでに探りを入れている．これを「診断のために早めに聞いておく」と勘違いしてはならない．逆である．「治療のために早めに聞いておく」のである．チェックリストと言うと，普通診断に関与するものが多いが，表3-10のことを丁寧に聞くことによってそれだけで治療になっているのである．

1　まずそれは本当に不定愁訴なのか

　不定愁訴の確定 ── この場合は本質的には身体疾患・内科疾患の除外ということであるが ── が前提のように話を進めても良いが，それだと現実的ではないことも多い．実際には，完全に器質的疾患を除外して先に進むのは難しいからだ．程度に差はあれ，いくらかは器質的疾患のことが頭にちらつきながら不定愁訴治療の診療を進めることになる．この不安は，患者のみならず担当医にもある．

　不定愁訴を治療する段になって，あえてこの問い（表3-10の1）を最初に持ってくることによって，自戒的にさせるのである．ただ，治療に向かう"流れ"も大事である．なので，ここではせめて<u>炎症反応が陽性である患者が不定愁訴とされていないか</u>ということだけ最終的にチェックしておきたい．CRPが陽性の患者には，決して「病気ではない」，「不定愁訴である」などとしてはならない．測定していなかったら必ず測定する．

2　受診の経緯と目的は

　例えば紹介されて受診されたときのことを考える．受診目的（診察依頼）に必要十分に適うものであるために，まずはその紹介状をよく読まなくてはならない．必要にして十分というのは実は不定愁訴の診療全般で重要で，気負い込んで構い過ぎてもいけないし，サボったり見放したりもいけないのである．これについて例示する．例えば，ある紹介患者の紹介元はメンタルクリニックからで，患者は不定愁訴を訴えているが器質因があるとは思われず，ただ内科にきちんとかかったことがないので身体疾患・内科疾患の精査をお願いします，という場合がある．丁寧な紹介状をお書きにな

る先生だと，「内科で何もないということであれば，こちらに戻していただき，身体症状症として当方で治療します」とワンライン追記してくださる先生もいる．これは極めて理想的な紹介状である．このようにお書きになる先生は，もう初めからわかっていておそらくこの紹介状を書いている段階でもう治療が始まっている．それはさておき，この紹介だと，治療まではあまり大いに踏み込まなくていいということになる．あまりに踏み込んでしまうと，患者が混乱する．紹介元の主治医とこちらのダブルスタンダードになるからである．不定愁訴の患者はこうした状況にぐらついてしまうので注意したい．ちなみに，こういう"良い"紹介状を作成されて受診した患者さんに，身体疾患・内科疾患が判明した試しがない．逆に，「不定愁訴なので自分はよくわかりませんのでよろしく」という紹介状の場合のほうが，あっさりと内科疾患が判明したりする．

あとは，受診に至る患者の思い，考えをうかがい，いきさつを総合的に捉えておきたい．目的に関しても，患者本人・患者家族・紹介元の医師とで微妙に，あるいは全然異なるかもしれない．それが紹介受診時に初めて浮き彫りになることすらある．症状だけ聞いて，検査を出し，鑑別疾患を考えるという医師がいるが，一度どういうわけで受診に至ったか，この受診を誰がどう思っているかは聞いてみると良い．このあたりについては次の「3」ともつながっているので次項に読み進められたい．

3　誰が，どう困っているのか

この問いは，実は極めて重要である．表3-10 の5の問いとともに，最重要視したい．

一般にこの「誰が，どう困っているのか」という問いは，思いのほか医療現場で問題にされない．おそらく「患者がとても困っている」に決まっているではないかという決めつけからであろう．この問いを私が例えば医師に投げると一様に怪訝な顔をする．

ここで重要なのは，この問いは発した側つまり治療者のみが把握すれば良いということである．「誰が，どう困っているのか」を，関係各位すべてが理解し共有しなくて良い．患者は知らなくて良いし，紹介であれば紹介元の医師が知らなくても良い．患者の家族が関与していたら，家族ですら知らなくて良い．とにかく治療することになる担当医が知っておくことが

必要と考えている．この問いを発することによって不定愁訴の状況の全体を広角にみようとするということに意味を見出しているのである．

　また，この問いが存在するということは，「患者がとても困っている」以外の事情があるということでもある．例を挙げてみると，<u>患者は早く症状治療を開始して欲しい</u>と思っているのに，<u>患者の家族が診断が確定されないことに困っていてさらなる精査をして欲しい</u>と思っている，などは象徴的な例である．つまり患者と患者の家族の間で考えや希望が違うのである．また，<u>患者やその家族は</u>あまり診断にはこだわっておらず早く症状への治療を始めて欲しいと思っているのに，<u>紹介元の担当医が診断がつかないこと</u>に困っていて検査ばかり繰り返して，さらなる精査を求めて紹介する，などもそうした例の1つである．この2つの例の本質的な問題がわかるだろうか．それは患者の気持ちを悪意なくなおざりにしている点である．最新の医療水準で理解される範囲内で合理的なものだけを認めようとする合理主義が，悪意なくまかり通っているのが現実の医療現場である．<u>多数の問題があるのならそれを要素に分け，各々の原因を限界まで徹底分析し，その結果を集合して検討するということが最善であって，それでわからないものはわからない</u>，といった具合である．この合理主義では，治療は診断を前提にするから診断がわからない限り治療はできない，診断をもとに治療が決まるのであって診断がついていないのに治療ができるわけがない，となる．（本音は隠して）建前上そのように思っている医師もいれば，本当に悪意なく（素っ頓狂に）そう考えている医師もいる．こう指摘すると「検査をするのが何が悪い」となる．もちろん検査に罪はない．ただ，検査を受けるのは患者である．その，やろうとした・やった検査で何がわかって何がわからないままなのであろうか．考えなしに検査をやっても，やってもやらなくても変わらなかったのではと思うことがある．ただこれを言うと，結局「検査をするのが何が悪い」となり堂々巡りである．趣味ではないがロジカルに反論すれば，検査前確率や条件つき確率で説明できてしまう．検査前にその疾患がある可能性が著しく低い状態では，それなりの検査をしたとしても結果が陰性でも陽性でも検査後にその疾患の可能性（この場合，もともと著しく低い）が特に臨床医の決断に関与するほどには上下しないのである．このくらいのレベルの数学など楽勝で解ける者が医学部医学科に入学したはずであるのに，医師になるとなぜか慣習に絆され，

せっかくの洗練された常識を失ってしまうのはなぜだろうか.

さて，医師たちは何を間違うのだろうか．それはおそらく，前頁の下線部のところの「限界まで徹底分析」ができていないと考えてしまうのである．つまり，自分のところでは限界まで調べられないし自分では症状の原因はわからないのではと考えてしまい，紹介状作成に至ってしまう．この悪意のないところでことが進んでしまうところが根深い闇（問題）であると私は考えている．「わからないなら突き止めようとするのは当然だ」という正義を貫く原理主義なのである．ただ患者は徹底的にとか合理的な理解とかそこまで詳しいことを望んでいない．あまりに細部に入り込んでしまう前に（原理主義に染まってしまう前に），どうか患者自身に本音を問うてみて欲しい.

表題の「誰が，どう困っているのか」の後半部分の，「どう困っているか」ということを患者自身がうまく言語化して私たちに述べるのは実は難しい．ケースによっては，うまく言えないから不定愁訴になっているという場合もある．私個人の範囲でいまでもよく経験するのは，患者が自分の社会生活のなかでその症状があるためにどの程度支障が出ているのかというのをうまく言えない，毎回聞くたびに変わる，言えても実際と違う，というケースである．ひと通り，単純に聞いたのでは患者の症状を知った気になってはいけないのである．繰り返し聞いても翻弄されるのである．「（その症状のために）どう困っているか」の問いは，本人から抽出されるものしか信用できないが，その当人もまたそれをうまく言えないとなれば，なかなかにことは難しい．不定愁訴の解決が難しい理由の一端がおわかりいただけただろうか.

4 訴えは無差別か：陰性症状を言えるか

これを確認することは，ある種の問診のスキルではある．診断（病態把握）や治療の両輪に役立つ重要な確認である．例えば体じゅうが痛いという訴えがあるとしよう．すると「体じゅう」ではわからないから，どういった箇所や領域が痛いか，そしてそれはどの程度痛いかを聞くわけである．（もちろん病態にもよるが）不定愁訴の患者の多くは，「ここは痛いですか」，「ここはどうですか」の質問にすべて Yes となってしまうことが多い．これは，たくさん訴えがあるということと違う．部位や領域，程度において

"無差別である"ということである．突き詰めれば「定量ができない」という表現に落ち着く．自分の症状の程度を脳が正確に定量できないから，1本の閾値線があるだけの判断基準しかない．つまり，痛みであれば「痛い」か「痛くない」のどちらかでしかない．こういうのを私は"定量障害"と呼んでいる．

脳の認識の偏りなのかもしれない．「調子はどうですか？」と質問をしたとき，同じような状況の患者であっても，随分と答え方が違うなあと思うことがある．「熱はもう出ないですが，まだ腰ともももは痛いです．それよりも肩や首の痛みは相変わらずでこれが一番辛いので午前中は家事ができません」と答える人もいれば，「だめです……変わらないですね」と（だけ）答える人もいる．前者の人はこちらの「どう？」を有機的に解釈しているが，後者の人は，なんというか「どう？」というのを字義どおり以上には取っておらず，つまり「どう？　と言われてもだめだからここにきてるんだ」となる．後者は，ある・なしの2択の思考．世の中が真ん中で「良い・悪い」の二手に分かれている，あるいは白と黒に分けられているという思考になっている．これはその人の意識や理解度とは別次元で，そういう脳の性質であるという意味である．別の解釈をすれば，まだ未成熟で脳が幼稚であるとも言える．少し戻るが，前者の回答をした人は，診察というのはその人全体からしたらごくわずかの時間であって，症状を解決するために病院へヒントをもらいに来ていて，多くの時間を過ごす診察以外の生活のなかで，自分自身で治そうという気持ちがうかがえる．他方，後者は完全に受け身である．

"定量障害"ではない患者は，医師から質問されると，解決に前向きだから自分の疼痛を見極めようとする．よって，例えば「体じゅうが痛い」であっても，ある部位は痛い，ある部位は痛くないと弁別できる．"定量障害"である患者は，「体がとても痛い」ということに脳が支配されてしまっているために，「ここは痛くないです」と選り分けて言えなくなっているのである（これ自体が病的とも言えよう）．痛くない箇所をはっきり言えるというのは極めて重要な所見であり，カルテにしっかりと記載する価値がある．

区別，弁別，選別．これらは何かの事象を定量するための第一歩である．陰性症状を言えるか言えないかは，目の前の患者の状態の把握，ひいては

今後の治療関係を占うものだと私は捉えている.

5 本人は,原因を何のせいにしているか

この問いも前項と一部内容は共通,通ずるものがある.「原因を考える」というのは,比較的高度な頭脳の営為である.それをすでに,医師に訊かれる前にできているのだとしたら,診療への協力・同調というのがもうできているということである.自分で症状をそれなりに分析できているか.このあたりは確認に値する.

原因を考えるというのは当然,この場合他ならぬ自分自身の症状についてである.症状の原因を患者自身が考えるというのは,その状況を内省的にメタ認知している(引きで眺めている)ということになる.これは非常に高度な脳の使い方であると言える.

ネタばらしをすれば,この問いは担当医が治療で用いる.内省的なメタ認知とは,成熟した大人の思考であり,例えば小学生では無理である.これはある成人の脳を指して「子どもじみている・子どもレベルだ」と見下げて言い放っているのでは決してない.子どもは普通どの子でも自ら内省することはなく,なんでも嫌なことは自分以外のせいにするものだし,そのほうがむしろ子どもらしい.「症状にとらわれる」ことに陥りやすい人の脳は,その症状を正確にメタ視点で認知できていない.自分の症状があたかもある日空から降ってきてその症状が勝手に自分に纏わりついているかのような認識でいるのである.しかもそれは無自覚・無意識に,である.症状は,外からやってきたのではない.自分自身のなかから生じているというのに.

「不定愁訴」が勝手に,自然には治らないのにはそれぞれにわけがある.自然に治らないメカニズムをまず医師がみて取り,そこから患者自身が理解していく(ように促す).これは不定愁訴治療の本質でもある.この場合,医師の理解が先であるから,医師がもう少し頑張る必要がある.

6 現在の生活はどうなっているか

患者は,診察室にいる時間は自分の生活からしたらごくわずかで,ほとんどの時間を自分の生活を生きる時間に費やされる.不定愁訴診療は,入院で行うということはないから,診療時間はごくわずかとなる.診察のあ

いだはある意味"受け身"となっていても仕方がないが，それ以外の時間は自ら生活を構築し能動的に考え動く必要がある．よって，その人のあるがままの生活状況はその人のある種の能動性そのものを表していると私は考えている．

「生活」というのはその人の環境そのものであり，家族なども含めて考えれば自分を中心としたときの社会の最小単位でもある．不定愁訴となる患者は，大なり小なり環境から影響を受けている．もちろん空気が汚いとか猛暑のなかエアコンが壊れているとかの環境因で直接身体に影響が出るようなこともあれば，人間関係の不良や生活サイクルの乱れからくる疲労などの要因から，心理面への影響が出ることもある．このような「環境（生活社会）−心理」の関係が，人よりも感受性が強く負の関係性で結びついてしまうとき，心理面の解放が図られず身体症状となってしまう．この感受性というのは，その人自身の性質としての例えば神経質さとか不安状態とか気分とか知能とか人格の安定性とかとも違うように思われる．純粋にその人のもともとの独立した属性か，病的状態（病態）か，のどちらかだろうと思われる．

不定愁訴の治療は，このような「環境（生活社会）−心理」の関係性に注目し，それを扱うことで進められる．こう言うと，なんだか心理療法とかそういう捉えどころのない話だと曲解されることがあるがそうではない．「心理社会的因子に目を向ける」というのは別に特殊なことだったり，専門性が高いことだったりはしない．普通のことである．要は，患者の周辺事項へ関心を向けるということであり，患者の周辺事項というのは先に述べたように患者の生活そのものである．生活について聞く，というのもまったく特別なことではなく，むしろ臨床医にとっては基本的かつ日常的で，要するに「生活・社会歴を聞く」ということそのものである．

生活社会歴を聞くというとそれだけで大上段に構えるような気になってしまう医師や，あるいはそういう時間がない・そういうのは苦手であるという医師もいるだろう．そのときには，特に何も考えずその患者の「1日の平均的な過ごし方」を尋ねると良い．起床時刻から始まってその後何をするのか，というのを淡々と時系列順に聞いていく．当然，食事時刻，自宅を出発する時刻や勤務時間，家事など通常すること，就寝時刻に至るまで少なくともそれらの時刻や時間を聞いてみるのである．「食事」は生活の

基本でありこれを軸に聴取しても良い．食事の回数や開始時刻，誰が作る
か，どこで買うのか，どういうところで外食するのか，量，誰と食べるの
か，などがあると良い．ややテクニカルだが食欲の多寡と実際の摂食量と
の関係性もわかる．「全然食べれてません」と言いつつ，行動を確認すると
けっこう食べているとかがわかったりする．「腸が動きまくって腹がすぐ
痛くなる」と言いつつ昼にラーメン，夜にラーメン＋チャーハン，深夜に
焼肉を食べていたりする．それらの派生で，「まったく動けません」と言い
つつ夕方にジムに出かけていたりするのである．私はこれらを特殊な事例
と思わない．これらに類する人は本当に多い．

　生活の基本的な事柄を聞いているうちに，それらの“行間”がわかるよ
うになる．例えば，家族構成とか，家族と会話する時間があるのかとかも
わかってしまうことは多い．「朝つら過ぎて動けず，食欲はあるのに1階に
降りられない」ということを聞いたならば，その患者の家屋が少なくとも
2階建以上であり患者はダイニングの階上が居室であるということまでわ
かってしまう．少し勘ぐれば，マンションではなく持ち家（らしい）とい
うこともわかってしまう．持ち家ということであれば，ひとり暮らしでは
ない可能性が出てくる．生活圏に患者以外の者がいるというのか判明する
と，こうした問診はさらに捗る．「そういえば家族構成はどうなってます
か？」と切り出す．答えてくれれば，その者たちそれぞれのことを聞くこ
ともできる．もちろん良くも悪しくも関係性がわかり，その患者の心理の
動きもわかる．

　もちろんもっと具体的な事柄を聞くのも有用である．職業・仕事に関す
ることは，食事に並んで必須である．勤め先，通勤方法，業務内容，勤続
年数，転職歴，勤務時間，勤務体制，勤務状況，患者の勤務や勤め先に対
しての考えなど，休日はいつで・どれくらいで，いまの仕事や部署をどう
思っているかとか，ストレスや充実度，勤務と症状との関連（仕事をして
いるときは大丈夫かとか，対人関係で悪化しないかなど）も聞ければ良い．

　生活状況に関しては，余暇の過ごし方，外出頻度，TV やスマートフォ
ン，PC を使う時間，タバコ・アルコールの量，趣味の内容，インターネ
ットの利用状況，娯楽や習いごと，旅行などについても聞くと良い．とい
うのは，症状で困っていると言いながらこういうことはできているのだな
という把握ができるからである．

生活を知るとはその人の社会を知ることである．治療では，患者の生活/社会が患者の心身にどう影響を及ぼしているかを，患者と治療者の双方で一緒にメタ視点で見直していくのである．

7　何を目標としているのか

最後は目標である．これは，臨床医なら当然確認するものとして認識されていることと思われる．ただ，不定愁訴診療ではこの当たり前のことが抜け落ちしてしまっていることが多い．現実的な目標設定というのは大事である．患者がこれを見誤るのはそれが不定愁訴的状況では織り込み済みな面もあるのでひとまず良いとして，医師が目標設定を間違えてはいけない．診療の目標が「患者→診断をできれば付けて欲しい，患者の親→診断を絶対付けて欲しい，担当医→症状をいまよりも緩和する」のように，立場によってここで違ってしまうと，このまま診療を続けてしまえば当然のごとく交わるということはない．

このような例もある．診察と一般的な検査で特に問題のない軽い症状を患者が非常に気にしているとする．「そのくらいなら精密検査の必要はないんじゃないの」，「それは様子みていい症状だけれど，私がみてあげるから何かお薬飲みながら通院してみましょうか」，「たまにみてあげるから月に1回くらいはおいで」などと，ごり押ししない程度に"兄貴的"あるいは昔で言う"寮母さん的"な態度と距離感で接すれば良いところを，妙に及び腰となって「念のためこの検査もしましょう」とどんどん検査を追加したり，「では紹介状を書きますからすぐ大きな病院でみてもらいましょう」とか「私ではわからないので別の先生を紹介します」などと他医を紹介したり，あるいは「症状の原因が解決しない」ということを大義名分にして患者の適切な到達地点を医者側が大いにブレさせている場面を残念ながらよくみかける．その大義名分でもって，自分が"中腰"になることなく，納得させることを怠っているとしか思えない事例もある．

適切な態度と距離感で接するべきだと言うと，それをしてしまうと患者が医者や医療者に過剰に寄りかかってくる恐れがあるとする考えを言われる．しかし実際には，不定愁訴の患者は節度をもって接してくる．この両者のあり方のミスマッチのために，結果として相対的に医師が不定愁訴の患者を見放し気味とする構図となる．一度患者に見放されたと思われてし

まうと，何ひとつうまく行かない．何ひとつである．

　いろいろ述べてしまったが，目標設定の間違いはもちろん普通は患者が
している．それを医師が患者に気づかせることが治療そのものである．治
療が始まるにあたり最初のうちに，① 目標と現状のずれを確認すること，
そして，② それを担当医・患者の双方が設定し直すこと，を忘れないでお
けばそれで良い．

■不定愁訴治療：" 読者 " をだます叙述トリック

　実はもうここで，不定愁訴の治療についての総論的なものの説明はほぼ
すべて終わりである．もう続きはない．本項は序盤戦であって，この後も
続くかとお思いになっていた読者諸氏には拍子抜けかもしれない．そこで
「**不定愁訴治療の前のチェックリスト**」のところをここで読み返して欲しい．

　そこでは，不定愁訴の治療の第一歩はまず基本的な整理であり，事前に
表 3-10 のような項目について検討しておくと良い，というような要旨で
あった．しかし，5 段落目にこういうことも書いていた．"熟練者は診断と
治療を明瞭に分けたりしていない，**表 3-10** のことを丁寧に聞くことによ
ってそれだけで治療になっている"と．ここで「**表 3-10**」というのはこ
こまで説明してきたように本項全体そのものである．つまり，「不定愁訴治
療の前に」というタイトルによって心理的に「まだ続く」と思ってしまっ
たかもしれないが，先ほど述べたようにこの後はもう続かない．実は，ま
だ序盤だというミスリードを促しつつ，読んできたことそのものが治療の
指南になっているのである．騙されたことに，気づいたであろうか．

　本当の仕掛けはこれからである．そのオチは読者諸氏の未来にある．本
当に**表 3-10** で述べた 1 〜 7 を確認・検討することで不定愁訴の治療にな
っているかは，読者自身が確かめることになる．その本質だけ述べておく．
それは，不定愁訴の患者は「介入」を待っているのだ．医師が自分のとこ
ろへ関わってくるのを，受け身で待っているのである．ここでいう介入と
いうのは，相手（患者）に関心を持つという程度で良い．もっと言えば，せ
めて患者の症状に関心を持つというので良い．「とりあえず検査」というの
は，症状に関心を持っていない．症状に関心が持てないなら，その人とな
りに，1 人の人間として関心を持ってあげるのでも良い．「ところで風邪ひ

いたとき，いつもどうしてますか？ 私の父親はリンゴのすり下ろしたやつ食べてましたよ」などと投げかけてみる．雑談を広げる努力すらしなくて良い．ほんの少し，なんでも良いから会話をすると良いと思われる．介入といってもこの程度のことを言っている．

「本当の不定愁訴」の治療の反省と さらなる"仕分け"

　私が本書で「本当の不定愁訴」という言葉を使うのは，原因精査に際し器質的疾患が除外されて，また既存の内科疾患とも言えず，結果として「症状はあるが，病気ではない」という状態になったときである．

　内科診療では，「本当の不定愁訴」と言い得る患者のなかには心身症のような機能性疾患が多くを占めている．またパニック・不安を基盤として，発作的あるいは慢性的な身体愁訴を呈するというパターンもよくある．例えばパニックであれば，呼吸困難，動機，発汗などの身体症状を反復すること自体が病悩となる．

　さらにはある種の異常体験としての，感覚の量的な障害として理解される疼痛障害なども不定愁訴の多くを占める．ここで急に"疼痛"を挙げたのは，疼痛は本当の不定愁訴のなかのコモンな症状の1つだからである．

　他によくある症状としては，倦怠感，熱などがある．本当の不定愁訴の主症状が「倦怠感」となるとき，有名な症候群として慢性疲労症候群というのがある．慢性疲労症候群の疾患独立性についてはまだ議論があり，大まかに分類する基準が存在するだけで，結果として分類された集団は非常に不均一である．この不均一な集団の内訳を，さらに病態ごとに区分けする知見は残念ながらまだない．私見になるが，「大部分が心身症，一部が病気」であろうかと思われる．この場合の「病気」というのは，大まかに2つの流れがあるとされる．1つは脳内に神経炎症があるとして筋痛性脳脊髄炎という捉え方でもって理解される考え方である．バイオマーカー，機能画像検査，治療のそれぞれの面から研究が進められている．もう1つは抗自律神経節アセチルコリン受容体抗体に対応する病態としての自己免疫性自律神経節障害という捉え方である．どちらも，炎症・免疫がその底にある病態となっている．今後のさらなる知見集積に期待したい．

　本当の不定愁訴の主症状が「熱」となるとき，これを機能性高体温症と

言う．器質的・内科的疾患は十分除外され，患者の言う「つらい熱」を仮に放置したとしても身体を侵食するような病的状態は存在しないと保証されているのにもかかわらず，熱を訴えて，本人の自覚として「熱に苦しんでいる」というような状況となるのが機能性高体温症である．

不定愁訴のことを説明するのが一番難儀する．不定愁訴という語を使うとき，特定の均一の集団を扱っているとは思っていないからである．不定愁訴の内訳を症状別に分けて述べようとしても，そのあまりの多様性に，一般化して説明できないことがわかる．本項のメインは後半にある．不定愁訴を愁訴別に治療を考えるのは難しい．そこで発想を変える．"どう治療するか"ではなく，治療のしやすさ・しにくさを問題とし，それを患者の性質別に考えるというものである．これまでの古典的な症候学，つまり症状・症候・愁訴別に考えるのではない．愁訴を発する患者の気質や内面構造によって，治療反応性を予測するのである．

■機能性高体温症の治療

ここで，「本当の不定愁訴」の治療のことを考えるにあたり，機能性高体温症のことを例示的に取り上げる．その理由としてまず，「熱」というのが一般の人にとっても非常に日常的な馴染みのある症状だということがある．次に，「不明熱 最近のトレンド 2018 〜 19」の項で述べたが最近は QOL が問題となるので「医師にとっては心配のない熱でも熱が不定愁訴となる」一群があるという点である．このようなコンテクストから機能性高体温症の治療について取り上げる．

ただ，機能性高体温症の治療については拙著[1] ですでにそれなりのページ数を割いて説明した．読んだ人が自ら実践できることを重視し，具体的に指南したつもりである．ただ，同書を執筆したのは実質 2016 年で，執筆にあたっての基盤となった臨床経験は当然それより前となり 2018 年の現在（執筆時）からすると 5 年は経ている感覚がある．大げさかもしれないが隔世の感は否めない．

というのも，この 5 年でうまくいったこともともあれば，うまくいかなかったこともたくさんあったからである．うまくいかなったことは当然，改良や工夫をせねばならなくなった．考え方にも修正を加えたので，それ

らについて述べていきたい.

■心身症的アプローチの限界

　あらためて拙著[1]の当該部分を読むと，明言はないものの機能性高体温症の病態が心身症であるということが前提のように書かれていて，治療についてもそれを基盤として記述してある．無知とは恐ろしく，心身症として管理しさえすればうまくいくような説明になっているのである．私は実際，機能性高体温症の治療において心身症的アプローチの限界を感じていた.

　ちなみに，このように振っておいて誤解のないように言っておくが，こうしたアプローチが誤りだったとは思っていない．打率の問題である．奏効率が完全ではないことへの反省である．実際，ほとんどの機能性高体温症症例で拙著[1]のような心身症的アプローチで成功している.

■一番奏効したパターン

　それは小児・思春期型の機能性高体温症に対する SSRI（selective serotonin reuptake inhibitor：選択的セロトニン再取込み阻害薬）の奏効性である.

　小児・思春期の機能性高体温症はかなりの高熱を反復する．繰り返しのストレス因にさらされた脳が，次なるストレス因に恐怖しているような病態なのか，SSRI が比較的著効する．一方，成人型の機能性高体温症では，SSRI では奏効率が低い印象である．成人で高体温症となるメカニズムは，まず症例による個人差があるということ，また同じ個体内でも複雑・複数の要因の重なり合いがストレス構造の本質になっているということがある．よって，SSRI で"届く"病態がいくらかあったとしても，症状を形成する構成要素が複数ある場合には全体の症状改善につながらないということなのかもしれない．そうするとかえって心身症的アプローチや漢方治療のほうが幾分良いように思う.

　ここで挙げた小児・思春期型の機能性高体温症では薬物治療が奏効する例が多いということの意味は，同病態が心身症ではないということ，同病

態には心身症的アプローチは奏効しないということを意味する．同じフレーム内の現象（この場合，機能性高体温症）をみていても，それを発する病態は患者によって異なるということを肝に銘じなくてはならない．次項でも解説する．

■心身症的アプローチが効かなかった理由

3つの理由に分けて解説する．

① 病態は心身症的だが患者の不安やストレスが取りきれない

これは要するに，治療者の問題と思われる．あらためて述べると，心身症というのは「発病や経過に心理要因が強く関与する身体疾患[2]」であるとされる．心身症は身体疾患である．ここまでくどく言い続けて，これ以上は語るまいとさえ思う．心理要因というのは自律神経を介することで結果として身体症状を呈する．これはピットホールではなく，常識である．医学部医学科に限らずヒトの生理学の講義が開講されている大学なら，どこでも習うものである．あるいは新書などの一般書籍でも入手できるような知識である．思い切って言えば，心理的問題というのは，からだの問題であると包括できる．こう意識を変換するだけでも，医師読者諸氏の目の前の患者の，（あなたの言う）「不定愁訴」が緩和していく気がする．不定愁訴を心身症と診断するだけでも，何かが前に進む気がする．

② 病態が心身症的ではない

本項冒頭で挙げた「慢性疲労症候群」などは良い例である．疲労感のみならず，熱，痛み，体動時などの自律神経症状などで困っている患者が多く含まれる症候群である．この症候群に分類される患者は，あらゆる検査で異常所見が出ないというのもあり，ほぼ全例が不定愁訴のレッテルを貼られている．器質的・内科的疾患は十分除外された熱ということで，高体温症として治療を試みた症例を多く経験した．が，いずれも無効だった．これはおそらく冒頭に述べた，慢性疲労症候群に分類される集団のなかの"病気（自己免疫？）"に入る患者群で，神経炎症などの関与によるものであろう．既知の検査では検出できない炎症の存在により著しく過小評価されている，（十分に人口に膾炙されていないという意味で）未認知の病態であろうかと思われる．要するに，病気であるから治療が要るが，まだ治療

が確立されていないという状態である．二次的なうつ，心身症には一定の効果があるかもしれないが，熱苦痛や易疲労感などは取れないだろう．個人的には，患者に期待を持たせてしまったと鋭く自己反省している．

逆に小児・思春期型の機能性高体温症である（つまり，心身症ではない）と見抜くことができたケースでは，SSRIなどの有効な治療をすぐに実施できた．

③ 異常体験の関与（患者側の内面の要因）

実はこの要因に関してはのちに取り上げて掘り下げ，機能性高体温症の治療の失敗という枠にとどまらず，考え方を不定愁訴患者への治療全体に適用できるようにしたいと思っている．

「体験」というのはおそらく精神症候学的用語だろうと思う．一般社会ではほぼイコール「経験」のように用いられるが，ここで言う異常体験というのは異常な経験というのとは違う．異常体験とは，患者自身によって主観的に体験された病態の患者側の内面を言ったものである．それをうかがい知るには，患者にそれを語らせなければならない．患者がありのままを語った「言動」とも言える．「体験」と対比される考え方は，患者の「外面・外観」や「行為」である．

異常体験というのは，症状を患者に語ってもらってその内容を知ることになるが，それがありのままであるならばそれ自体が患者の症状であり困りごととなる．例えば「24時間体が痛い」と患者が言えば，それ自体が異常体験であり症状となる．もちろん医師のほうも，さまざまな病歴聴取や場合によっては検査などで，その言い分がどうやら患者の真の困りごととして相当の蓋然性があるのかということを検証する．検証の結果，そうであればそれは患者の体験だろうとされ，医師によってそれが異常かどうかを認定していく．そういう異常体験というのは，実際にはさまざまものがあり，内容によっては一般身体診療を大なり小なり難しくする．

1つ具体的に例示すれば，心気症の場合である．これは，自身の熱やその周辺症状の些細な変調・変化，不調に対してひどくこだわりそして恐れることである．一種の体感異常であり，昔かられっきとした病的体験として記述されてきた．あれこれと種々〜多彩な身体症状を訴える場合もあれば，単一症候のみを訴える場合もある．当然「熱」を含むときがあり，心気症としての機能性高体温症は，どうやら治療が難しいようである．この

場合，患者はストレスどうこうの理屈にそぐわない状態にあり，当然心身症アプローチでは快癒しない．もちろん特効薬もないが，個人的失敗としては，前項同様に患者に期待を持たせてしまったことかもしれない．やはり臨床というのは努めて患者を一定の距離で観察し続けることが重要で，安易に患者に期待を持たせたり喜ばせたりすることを先行してはならないと思われる．治療が難しいということを一緒に受け止めるのも，診療であるということを学んだ．

　ここでは，ある種の異常体験があることで1つの障害となり，機能性高体温という表出に対する治療の困難さを述べるにとどめたい．次項から，この枠組みでの治療上の問題となる要因についてさらに掘り下げることにする．

■本当の不定愁訴の治療のための，さらなる ”仕分け” ～治せそうな場合，治せそうにない場合～

　本章「総論」で不明・不定の状況を形成する要因，診療を難しくする要因として疾患・患者・医師の3つの因子があるとして，それぞれについてすでに概説している．そこでは3つを平等には述べているが，実際に大きいのは患者の因子である．この後の試みは，この患者因子をさらに分け，症状を発する患者自体の性質（気質や内面構造の特徴）によって治療について考えてみる．

■感情と思考の違い

　感情とは，認知した対象に対して抱く主観的な印象のことを言う．一方，思考は，感性でもって得た材料を統合し，対象の本質や諸側面の関連を把握し，概念を形成して判断や推理を行う人間の心的機能のことを言う．感情は原始的な心象であるのに対して，思考はその原始的な感じたままの印象から始まって随分と複雑な修飾を経て高度化し，高度な事象に対して判断などをなす機能全般を言い，一般にはどちらも「思い」，「気持ち」などと一括化されがちなものをここでは明確に分かちたい[2]．

■感情の障害

　感情（の障害）の最も馴染みのある例が「不安」である．不安は，定まらない漠然とした恐れの感情のことである．そして病的な不安というのは，不安を生んだ刺激が内部で歪曲・肥大化されるために，客観的な危険に比して不釣り合いに強く反復してあらわれる不安のことを言う．慢性の不安状態を全般性不安といい，発作的で急性の不安状態をパニックと言う．

　不安が内科（精神科医は，自分たちの診療科を基準として"身体科"と呼んでいらっしゃるが私はこの名称が嫌いなので，本書では断りなく内科と呼んでしまっている）でも診療する機会があるのは，全般性不安でもパニック発作でも自律神経症状を伴うからである．というか，内面の，感情の障害としていきなり認識されることは初診ではほぼなく，自律神経症状を前景とするので内科にくる．医師はともかく，患者は自分が精神科の問題があるとは思わない．全般性不安は，種々の自律神経症状だけでなく注意困難や集中力低下，不眠，といった症状に隠れていることが多い．パニック発作は，死の恐怖，切迫感，破滅・破局感を伴うことが特徴で，堪え難い動悸，息切れ，胸部苦悶，発汗などに急性に襲われる．当然，パニックという異常体験としての内面の問題とはまったく知らないから，救急車を呼んで「死んでしまう恐れ」について本気で訴えるため，結局は身体の評価に終始する．よほど間欠期にも不安が持続すれば，行動に影響が出て，例えば，回避行動を取るとか落ち着いているときに病院に行って診察を受けるなどの変化が起きてくる．こうなると，パニック発作かもしれないとの気づきが生まれるチャンスと言えるが，同時に「なんでもないのに単なる動悸ですぐ心配してやってくる人」のレッテルを貼られるリスクも生ずる．

■思考の障害

　思考の障害の理解は難しい．理解を助けるためには，思考障害を分類すると良い．これを表3-11にまとめた．

　1を象徴する言葉として，思考の制止・停滞，観念奔逸，支離滅裂，思考散乱，連合弛緩，思考途絶，などなど1つ1つは詳しく知らなくても，学

表 3-11　思考障害の分類

1	思考の流れやまとまりがおかしい.
2	思考ののちに, さらに体験として思ったことがおかしい.
3	思考の内容自体がおかしい.
4	妄想そのもの.

生時代に精神科で学習したおなじみの単語だろうと思われる. これらは, 思考の内容の問題よりも, 思考の流れやまとまりの圧倒的な異常により, 後者があまりに目立つものである. よって, あまりの奇異性に, 内科で (ましてや不定愁訴として) 診療を進めていくということはほぼない. この点は 4 も同様である.

　2 は「体験」という言葉を使ってしまったが, 本来は「思考体験の障害」と書きたいところであった. 考えて, それを自分がさらに感じ考えた結果, そのときの体験が異常だということである. 1 との比較で言えば, 思考の流れやまとまりは保たれているが, 要は「考え方がおかしい」というわけである.

　代表的な例が「強迫」である. 不合理な内容の考え, 想像, 語句, 文章などを意思に反して考えずにはいられないことを強迫思考という. この強迫は, 実際にその人の周囲で悩ましいことが起きているのではない. これを主徴とする神経症と捉えれば強迫神経症と呼び, あるいは分類によっては強迫性障害と呼んだりする. 「意思に反して」という点は丁寧にみてとれば非常に病的な点と思えること, また強迫症状によって (個々の症状によって困るというより) 日常生活に支障が出るほどであるということ, 回避行動を取ることが多いということ, などは周囲や患者自身が精神科を受診することに納得を得るには十分な要素となる. ただし, ごく軽度の強迫性障害は, 過小評価されるばかりか身体症状へ注目が集まるため, 内科でも遭遇することがある. 「ごく軽度」と言ってしまったが, すなわち強迫性障害であると分類しきれない, そういう性質を帯びているといった程度のものであることも多い.

　3 は文字通り思考内容の障害で, 考える内容そのものがおかしいというものである. 素人目には「考えそのものがおかしい」と言えばこれが一番奇異性が高いように思われるかもしれない. ところが, 思考内容の障害で

は,(2と違い)考え方の正常性は保たれむしろ一見普通なのである.この点が,(内科医としては)かえって問題を難しくする.

代表的な例が「恐怖」である.恐怖は,恐れる理由がないとわかっていながら,特定の対象や予測できる状況を不釣り合いに強く恐れ,これを避けようとすることを言う.恐怖という語は少し日常的であろう.対人恐怖,赤面恐怖,自己臭恐怖,広場恐怖などがある.ただ,用語の混乱があるかと思う.不安との違いは,不安は対象が漠然としているが恐怖は特定の対象に限定される.強迫との違いは,強迫は「意思に反して」考えてしまうことが体験としてはっきりしてしまうために,より風変わり・奇異な行動および回避行動となり,日常生活に支障が出てしまうが,恐怖はそういった傾向が薄い.

「恐怖」と内科との関わりは実は深い.それはまず「疾病恐怖」という概念があるからである.文字通り,病気にかかることを過剰に心配することで「○○恐怖」の○○に入るものはなんでも成り立ちそうである.個人的にあまりによくあるのが"がん".あとは病原体で,MRSA,結核菌,HIVなどがあった.そして○○が"発熱"となれば発熱で身体が侵されることを過剰に心配するという病態ができあがり,この一部が「不明熱」,「機能性高体温症」といった臨床表現で内科にやってくる.こうした病態は,異常体験のなかの思考障害で,なかでも思考内容の障害であり,もとより内科医では改善が望みにくいとも言える.

心気症についてはすでに述べた.自身の症状の些細な変調・変化,体調不良に対してひどくこだわり,そして恐れることであった.現在の基準(DSM-5)では身体症状症の一部に取り込まれたようだ.以前は身体表現性障害というなかにも含まれた.このあたりの診断基準の変遷,概念の異同は非常に専門性が高いのでここでの議論は避ける.身体症状のタイプの心気症が身体症状症であるとしておけばそこまで間違わないであろう.心気症/身体症状症などと両名併記しておく.

心気症/身体症状症は明らかに思考内容の障害である.しかし思考様式がおかしいわけではない.内科医からみれば医学的・内科学的にまったく見合わないことを心配しているという点の奇異性は強いが,妙な回避行動を取ったり生活ができなくなったりしてしまっているということはないため,精神科に行くなどという発想はなく"身体の"診療科にかかり続ける.

自分の不調を本気で恐れているため，強迫のように「わかってはいるけれど意思に反して」ということがなく，この点の病悩はない．

■知覚の障害

「感覚過敏」だとか「痛い」なども一種の異常体験である．

例えば，脊椎関節炎 / 腱付着部炎とわかっていれば痛みはそれが理由だと気づくが，未診断の段階かつ炎症が乏しく機能的な腱付着部症くらいにとどまるようなときは，診断は underestimate され痛みだけが放置される形となるのでこのパターンはときに不定愁訴となる．このような場合の痛みは侵害受容性疼痛であるが，本来は NSAID が奏効しやすい．帯状疱疹後疼痛や複合性局所疼痛症候群（CRPS: complex regional pain syndrome）といった神経因性疼痛なども治療が積極的でないと疼痛が慢性化しときに不定愁訴化する．

また，身体基盤の明確でない痛みは，昔は心因性・精神痛などとされた．いまは分類法によって名前が変わるも "pain disorder" として，意味としては依然葛藤や心理社会因子に関連して起こる痛みとして理解されている．痛みの持続の末に心身症的に，あるいは痛みの持続の末に思考障害の性質を帯びたり，疼痛が主徴である "思考内容の障害" だったりすれば，格段に治療が難しくなる．これに比べて純粋な神経因性疼痛であると，治療方針が立てやすいので，治療の難しさはともかく不定愁訴となりにくいように思う．

■心身症の立ち位置

そうなると「心身症」という，これまで大切にしてきた考え方はどのようにすれば良いであろうか．これは，治療者の目線の問題である．ある患者に対し心身症である・心身症かもしれないという目でみているときは，患者の行為や外観をみていることになる．家庭や社会での行動の様子，表情や言動，服装などの行為・外観の情報から患者の精神状態をうかがい知るというもので，大まかな印象を取るのに適したアプローチである．この意味で，前述の「心身症的アプローチが効かなかった理由」の③で述べた

ように患者側の内面の要因を深く読み取り体験の異常として患者の問題を抽出するアプローチと異なることがわかると思われる．こうした行為・外観に注目するのはどの異常体験を伴う病態をみているときにも応用が効くので有用である．心身症自体は患者の行為や心理社会因子が交絡した複雑な事象の集合体であるため治療は簡単ではないと言えるが，特定の内容の強い思考障害などを伴わず軽症例であれば心身症は一般内科医でも与しやすいものであるとも言える．

■他の " 属性 " の併存と複雑化

麻雀の役が増えるほど指数関数的に点数が上がるように，患者の性質を特徴づける属性が多ければ多いほど治療は難しい．例えば，パーソナリティ障害の傾向も持つ統合失調症患者の不定愁訴で全般性不安の要素もあるものだとか，アスペルガー傾向を持つ患者の不眠を伴う疼痛障害だとか，PTSD を持つ児で強迫性障害と動揺する不安症状を持つもの，といったような具合である．こうした複雑性が増せば増すほど，身体症状の改善は難しい．

■不定愁訴治療における治療の難易度・治療反応性予測のためのルール

不定愁訴を治療するにあたり，患者の性質の診立ての末に，予想される治療の難易度・治療反応性に原則があるように思われるので紹介する（表3-12）．

■「本当の不定愁訴」の治療を難易度順に考える

これまでの記述をもとに，総まとめ的に表3-13 にまとめた．心身症の理解は前提として，心身症的アプローチ一辺倒では限界があることを理解し，不定愁訴の基盤となっている患者の精神構造や性質について "仕分け" を行うことで，困難となりやすい不定愁訴治療において若干の助けとなるだろう．

表3-12　不定愁訴治療における治療の難易度・治療反応性予測のためのルール

Rule1：身体症状だからといって心身症的アプローチ一辺倒では症状改善が難しい病態がある

Rule2：感情障害より思考障害のほうが治療が難しい

Rule3：感情障害なら，慢性より発作性のほうが治療が易しい

Rule4：思考障害なら，対象が特定のもののほうが治療が難しい

Rule5：思考障害のうち，思考体験の障害より思考内容の障害のほうが治療が難しい

Rule6：内科に受診しがちな病態のうち，単純なパニック，侵害受容性疼痛や純粋な神経因性疼痛は，内科医でも治療がうまくいきやすい

Rule7：恐怖症・心気症の傾向の強い身体症状を訴える患者は，内科医だけでは症状の改善は非常に難しい

Rule8：軽度の強迫性障害は不定愁訴になり，中等度以上の強迫性障害は内科にはこない

Rule9：患者の性質を特徴づける心理要因・精神状態・社会背景が多ければ多いほど治療は難しい

表3-13　内科にくる「本当の不定愁訴」の治療：治療難易度ランキング

順位（治療難易度）	疾病 / 病態	カテゴリ
【困難】		
1 位	恐怖症あるいは心気症 / 身体症状症	思考内容の障害
2 位	軽度の強迫	思考体験の障害
3 位	中等症以上の心身症	心身症
4 位	全般性不安（複雑でないもの）	感情の障害
5 位	パニック	感情の障害
6 位	各種神経痛（複雑でないもの）	知覚の障害
7 位	軽症の心身症	心身症
【容易】		

【文献】

1）加藤　温，監修. 國松淳和，著. 外来で診る不明熱—Dr.K の発熱カレンダーでよくわかる不明熱のミカタ. 中山書店；2017.

2）濱田秀伯，著. 精神症候学 第 2 版. 弘文堂；2009.

索 引

JCOPY 498-01020

國松淳和（くにまつ じゅんわ）

医療法人社団永生会南多摩病院 総合内科・膠原病内科 医長

2003 年　日本医科大学卒業，同付属病院 第二内科（初期研修）
2005 年　国立国際医療研究センター 膠原病科
2008 年　同センター 国府台病院 内科 / リウマチ科
2011 年　同センター 総合診療科
2018 年　現職

日本内科学会総合内科専門医，日本リウマチ学会リウマチ専門医

病名がなくてもできること
診断名のない3つのフェーズ
最初の最初すぎて診断名がない
あとがなさすぎて診断名がない
不明・不定すぎて診断名がない　　　　　　　Ⓒ

発　行	2019年4月30日　1版1刷	
	2019年6月25日　1版2刷	
著　者	國松淳和	
発行者	株式会社　中外医学社	
	代表取締役　青木　滋	
	〒162-0805　東京都新宿区矢来町62	
	電　話　　（03）3268-2701（代）	
	振替口座　　00190-1-98814番	

印刷・製本/横山印刷㈱　　　　　　　　　〈SK・AK〉
ISBN978-4-498-01020-8　　　　　　　Printed in Japan